파이토테라피

Phytotherapy

* 본 도서에 수록된 연구 문헌(Bibliography)은 저자의 동의를 받아 생략되었습니다.
* 건강관리를 위한 허브의 활용은 전문 의료진이나 허브 전문가와의 상담을 권장합니다.

Copyright © 2025 by Eisen Shim & DynaFuture Ltd., New Zealand

No part of this publication may be reproduced, distributed, or transmitted in any form, or by any means without the prior written permission of DynaFuture Ltd., New Zealand. All rights related to distribution and copyright representation in Korea are exclusively reserved by HanKook DynaFuture Co., the authorized contractor of DynaFuture Ltd., New Zealand. This edition is published under LAEHNAMUH, the brand of HanKook DynaFuture Co.

본 출판물의 모든 권리는 보호되며, DynaFuture Ltd., New Zealand의 사전 서면 승인 없이 어떠한 형태나 수단으로도 전체 또는 일부를 복제, 배포, 전송할 수 없습니다. 대한민국 내 배포 및 저작권 대행에 관한 모든 권리는 DynaFuture Ltd., New Zealand의 공식 계약사인 ㈜한국다이너퓨처에 있습니다. 본 도서는 ㈜한국다이너퓨처의 출판 브랜드, 라에나무로 발행됩니다.

파이토테라피

The Secret of Herb. II

허브의 비밀 2

아이즌 심 지음

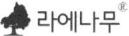

Acknowledgement

I am filled with immense joy as I celebrate the successful completion of the new edition of The Secret of Herbs. This journey would not have been possible without the unwavering support of my beloved family, whose encouragement has been my greatest strength. I am also deeply grateful to the dedicated members of PDIK in Korea and, most of all, to my students, who are fellow travelers on this green path, whose passion and curiosity continue to inspire me. A heartfelt thank you to LaehNamuh Publishing for their invaluable support in bringing this book to life.

With gratitude,

Eisen in Aotearoa

추 천 사

녹색의학만이 지닌 소중한 보물

의료 산업의 일선에서 통합의학의 발전을 위하여 인체 친화적 의학에 관심을 갖던 중 녹색의학을 접했다. 인류 건강을 위한 다양한 해법 중에 녹색이 답이 될 수 있다는 저자의 메시지는 강한 설득력으로 다가왔다. 수천 년 인류의 건강과 함께 했던 식물을 신이 인간에게 준 선물이라 말하며, 감사와 나눔, 자연과의 공존을 이야기하는 녹색철학은 녹색의학만이 지닌 소중한 보물이다.

최환석 (가톨릭대학교 의과대학 가정의학과 교수)

생명과 건강의 원천, 녹색식물

건강은 감사의 마음과 나눔 그리고 자연과의 공존을 통해 가능하다며, 녹색철학을 몸소 실천하는 저자의 모습을 보면 존경하는 마음이 든다. 나의 통합의학적 연구활동과 실천에 녹색의학적 가치를 함께 반영할 수 있게 되어 감사하게 생각한다. 이 책이 많은 분들에게 자연을 바라보는 새로운 시각의 눈을 뜨게 할 것이라 믿으며, 일독을 추천한다.

구현웅 ('100세 건강 골든 룰'의 저자, 치의학 박사)

프롤로그

Opening the Green Gift Box
두 번째 녹색 선물 상자를 열며

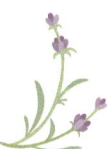

첫 책을 출간한 지도 어느덧 10년이 흘렀다. 그동안 독자들로부터 많은 격려와 따뜻한 조언을 받았다. 새로운 연구 내용과 정보를 담아 새로운 개정판을 준비해야 한다고 생각했지만, 초등학생의 방학 숙제처럼 미루다 보니 어느새 시간이 훌쩍 지나버렸다. 늦어진 출간에 대해 너그러운 양해를 부탁드리며, 이제 준비한 두 번째 선물 상자를 열어 나누고자 한다.

첫 번째 책, 「허브의 비밀: The Secret of Herb - 녹색의학 이야기」가 출간된 이후, 독자들이 보내주신 관심과 애정은 더 깊이 연구하고, 더 넓게 나누어야 한다는 책임감으로 이어졌다. 이번 두 번째 책에서는 기존의 부족했던 부분들을 보완하고, 빠르게 변화되는 비즈니스 트렌드에 맞춰 새로운 내용도 추가해 보았다. 지난 10년간 허브Herbs에 대한 오해와 편견이 사라지고, 낯설게 여겨졌던 '파이토테라피'Phytotherapy의 개념이 점차 자리를 잡아가는 모습을 보며, 스스로 걸어온 길을 다시금 되돌아보게 된다.

처음 한국에 '녹색의학'Green Medicine과 '메디컬 허브'Medical Herbs의 개념을 소개했을 때만 해도, 허브는 그저 향이 좋은 식물로 여겨지던 시기였다. 아로마 오일로 마사지할 때나, 고급 호텔 로비에서 은은하게 풍기는 향기, 혹은 예쁜 찻잔에 담긴 허브티 정도가 전부라고 생각했던 때였다. 그 시절에는 '허벌리스트'Herbalist라는 전문직에 대하여 이야기하면 의아한 시선을 받았고, '파이토테라피스트'Phytotherapist 교육 서비스를 시작했을 때는 다단계 제품 판매사로 오해를 받기도 했다. 사람들은 바다를 보라며 가리키는 손끝보다, 그 손을 든 사람에게 더 관심을 가지는 것 같아, 개인적으로 힘든 시간도 많았다.

자연이 품은 지혜, 메디컬 허브

최근 친환경 건강과 자연주의에 대한 고객들의 관심이 커지고 있다. 천연 제품과 유기농 식품, 식물성 건강식품과 생약성분을 강조하는 의약품까지 자연주의를 표방한 제품들이 다양하게 출시되고 있다. 그렇다면 식물성 제품은 모두 좋은 것일까? '천연'Natural이라는 명칭이 곧 안전성을 의미하는 걸까? 유기농 제품은 정말 믿을 수 있을까? 이제는 단순한 선택이 아닌 올바른 질문을 던져야 할 때이다.

허브는 단순한 식물이 아니다. 수천 년 동안 인류와 함께해 온 자연의 지혜이다. 최근 현대 과학과 기술을 통해 그 가치가 재해석되고 있지만, 그 본질적인 가치는 지금 이 순간에도 여전히 변함없이 이어지고 있다. 이번 책에서는 누구나 허브를 이해하고, 삶 속에서 활용할 수 있도록 더 깊은 이야기를 나누고자 한다. '친환경 건강생활' Eco-Healthy Life 을 구현하기 위해 메디컬 허브가 우리의 건강과 일상에서 어떻게 활용될 수 있는지도 생각해 보자.

친환경 건강생활, 파이토테라피

첫 번째 책, 「허브의 비밀: 녹색의학 이야기」에서는 당시 생소했던 녹색의학의 개념을 소개했다면, 이번 개정판에서는 '파이토테라피'에 대해 이야기하고자 한다. 한국에서는 이 단어 역시 아직은 낯선 표현일 것이다. '파이토' Phyto 는 고대 그리스어 '파이톤' Phyton 에서 유래한 단어로, "생명을 탄생시키고 성장하게 한다"는 의미를 지닌다. 즉, 식물 생명체를 지칭하는 표현이다. 파이토테라피는 "사람과 동물의 건강관리와 예방을 위해 식물을 활용하는 자연요법"이라 할 수 있으며, 이는 수천 년간 인류가 직접 경험하고 연구하며 발전시켜 온 지식 체계이다. 첫 번째 책에서 나누었던 녹색의학의 "실천적인 비즈니스 분야로서 과학적 근거를 기반으로 다양한 제품을 개발하고 활용하는

데 그 목적"이 있다.

녹색의학은 '완전한 건강'Holistic Health을 목표로 자연이 우리에게 준 식물자원을 활용하고, 인체의 자연 면역력과 치유 능력을 증진시키는 의학적 시스템이며, 허브를 포함하여 다양한 천연자원을 기반으로 "예방의학적 생활건강"을 다루는 포괄적인 학문이기도 하다. 최근에는 의료 산업 내에서도 그 가치가 새롭게 주목받으며, 식물성 유효성분도 재조명되고 있다.

이번 책의 주제인 파이토테라피는 "녹색의학을 기반으로 한 실용적인 비즈니스 분야"이다. 고객들의 친환경 건강생활과 웰빙 라이프를 위해 실천가능한 방법들을 다양하게 소개하고 있는 분야이기도 하다. 특히 헬스케어 산업에서 허브의 임상적 가치와 활용성을 소개하는 고부가가치 산업이라 할 수 있다.

올바르게 질문하고 자연에서 답을 찾자

헬스케어 산업과 제약 산업, 건강식품이나 화장품 산업은 물론 반려동물과 시니어 헬스 산업까지 허브의 활용 사례는 다양한 산업분야로 확장되고 있고. 천연 성분을 활용한 의약품, 식물성 추출물을 포함한 건강식품, 식물성원료를 이용한 화장품, 자연주의를 표방한 반려동물 건강 간식 등이 대표적인 파이토테라피 제품들이라고 할 수 있다. 그러나 '자연주의'Natural라는 이름 아래 판매되고 있는 제품들이 정말 건강에 도움이 되는지, 또 사용되는 허브가 어떤 성분을 가지고 있으며, 어떤 작용을 하는지에 대해 우리는 얼마나 알고 있을까? 이제는 진지하게 질문해 볼 필요가 있다. 단지 식물성이라는 이유만으로 '안전하다' 말할 수 있는지, 친환경 제품이 정말 지구를 위해 현명한 선택이 될지도 말이다.

이러한 질문에 답을 찾아 가는 길에서 우리는 자연이 주는 선물의 진정한 가치를 발견할 수 있을 것이다. 이 책에서 다루게 될 허브Herbs는 우리 삶을 보다 건강하고 행복한 방향으로 이끌어 줄 안내자이다. 자연주의 제품과 식물성 제품들이 넘쳐나는 이 시대에, 현명한 소비자라면 올바른 정보를 바탕으로 스스로 판단할 수 있어야 하지 않을까? 그렇기에 우리는 허브에 대해 더 배우고, 이해하며 올바르게 활용할 줄 알아야 한다. 이것이 내가 독자들과 함께 걸어가고자 하는 '친환경 건강생활', '에코 헬스라이프' Eco-Healthy Life 의 출발점이다

이 책을 통해 독자들과 함께 숲속을 산책하고 싶다. 허브의 역사와 과학을 이야기하고 자연이 들려주는 지혜와 철학을 나누며, 허브의 숨겨진 비밀을 삶 속에서 실천 가능한 친환경 건강생활로 풀어내고자 한다. 이제, 두 번째 선물 상자를 열어보자.

아오테아로아 뉴질랜드
가을 햇빛 아래서

차례

프롤로그   Opening the Green Gift Box
두 번째 녹색 선물 상자를 열며   *8*

The 1st Part

감사

Hippocrates's Herbal Garden
히포크라테스의 허브가든   *25*

The Secret of Herbs in Pharmacy
약국에서 만나는 허브의 비밀   *31*

Medical Herbs for Animals
반려동물과 메디컬 허브   *36*

Boswellia for Senior Health
보스웰리아와 시니어 헬스   *42*

Remedies for Longevity
굿 모닝, 좋은 아침   *49*

Chamomile for Eco-Healthy Life
카모마일과 친환경 건강생활   *55*

Liver Tonic in Green Medicine
정말 간(肝) 때문일까?   *62*

Fennel, The Knowledge Carriers
펜넬의 자부심(自負心)   *67*

Herbs What we Know for
우리가 알고 있는 허브 *73*

Checkpoints for Herbal Quality
어떤 허브티를 마실까? *78*

Today without Regrets
후회 없는 오늘 *83*

Love in the Right Season
그 때를 아는 사랑 *89*

The Messenger of Love
사랑의 메신저, 허브 *94*

Think of Thank
감사에 대한 생각 *100*

Questioning in Pandemic Era
팬데믹 시대, 질문을 던지다 *104*

(The 2nd Part)

나눔

Pursuit of Holistic Health
완전한 건강을 찾아서 *113*

Rosemary & Grand Master Herbalist
마스터 허벌리스트의 로즈마리 *119*

Vital Energy for Human Beings
인류를 위한 생명 에너지 *128*

Company Animals in Green
허브를 아는 강아지 *133*

Peppermint for Food Therapy
페퍼민트와 푸드테라피 *140*

The Story of Healthy Dining
메디컬 허브와 건강한 밥상 *146*

Health Benefits of Iced Tea
시원한 선택, 따뜻한 지혜 *151*

Diversity of Tea Culture
다양한 차(茶) 문화(文化) *156*

Barista in Beanless Market
대체 커피 시대의 바리스타 *162*

Aromatherapy, Fragrant Plants
아로마테라피, 향기나는 식물 *170*

Beyond Patriotism to the Future
과거는 가장 오래된 미래 *176*

Detoxifying the DeTox
디톡스를 디톡스 하자 *182*

Elder, Fire Control the Fever
치유의 불꽃, 엘더플라워 *187*

Blueberry, Blue Vaccine
블루 백신, 블루베리 *192*

Eco-Healthy Café
친환경 건강 카페 *198*

The 3rd Part
공존

The Age of Sail, In Search of Remedies
대항해 시대, 의약품을 찾아서 *209*

The Value of Eco-Friendly
친환경, 공존(共存)의 가치 *218*

Green Plants are Here for You
식물이 곁에 있다는 것 *223*

Essential Source of Life
물, 공존의 지혜 *228*

Fruits from Hardships
고난(苦難) 뒤에 얻는 기쁨 *233*

An Outcry over the Survival
카페인, 생존을 위한 외침 *238*

Whispers of the Plants
식물들의 속삭임 *246*

Milk Thistle & Superman
슈퍼맨의 밀크시슬 *251*

Caring, Highest Pride
배려, 최고의 자부심 *257*

The Gift of Relationships
불편한 관계도 선물 *262*

The School of Miracles
기적을 배우는 학교 *267*

Make a Job, not Get a Job
얻는 것이 아니라 만드는 것 *273*

Professionals with Plants
식물과 함께 걷는 길 *279*

Farmer Sowing Hope
소망을 심는 농부 *285*

Homeostasis, What is left to do
항상성, 남은 자의 숙제 *291*

에필로그   For the Next Gift
다음 선물을 준비하며 *296*

Herbalist's Atelier

허벌리스트의 아틀리에

슬로우에이징 & 안티에이징 *30*

수도원과 약초원 *53*

친환경 생활건강, 모닝 타임 *72*

소 망 *107*

친환경 생활건강, 데이 타임 *132*

녹색 설탕 *155*

허벌리스트의 허브워터 *175*

사람을 닮은 허브 *181*

친환경 생활건강, 애프터눈 타임 *222*

녹색 복권 *250*

허벌리스트의 화관 *278*

녹색의학과 파이토테라피 *284*

Green Witness

Nature needs witnesses more than lawyers.
How can you say something you haven't seen,
heard, or experienced firsthand

자연은 변호인보다 증인을 원한다.
직접 보고, 듣고, 경험하지 못한 것을 어찌 말할 수 있을까?

아이즌의 라에나무 스케치

The 1st Part

감사,

완전한 건강을 위하여

Thanks for Free

Health in Green

{ 숲에서 조건 없는 사랑을 배우다 }

Hippocrates's Herbal Garden
히포크라테스의 허브가든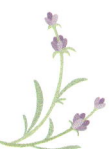

기원전 460년경, 고대 그리스에서 한 천재적인 인물이 태어났다. 그는 철학, 역사, 의학, 수학, 인문학 등 여러 분야를 넘나들며 깊은 지식을 쌓아갔다. 특히 인간의 삶과 죽음 그리고 질병에 대해 깊은 관심을 가졌기에, 그 해답을 찾기 위해 끊임없이 질문을 던졌다.

당시 그리스에 이 질문에 대한 해답을 줄 사람이 전혀 없었던 것은 아니었다. 사람들은 질병이란 신의 저주와 노여움 때문이라고 믿고 있었다. 그래서 병에 걸리면 신에게 제사를 올리는 경우가 많았으며, 종교 지도자를 찾아가 자신의 질병을 낫게 해 달라고 간청하기도 했다. 경제적인 형편이 어려웠던 가난한 서민들은 가까운 심령술사 Psychic들의 도움을 받기도 했는데, 그 치료 과정에서 많은 논란과 부작용이 뒤따랐다.

발병(發病)의 원인을 찾아서

이러한 치료법에 동의할 수 없어 고민이 컸던 그는 오랜 연구와 노력 끝에 질병에 대한 새로운 주장을 제시했다. "사람의 몸에는 네 가지의 '체액'Humour이 존재하는데, 이 체액의 균형이 깨지면 병에 걸린다. 따라서 질병을 치료하는 사람이 신이나 제사를 언급하는 것은 바람직하지 않다." 이 인물이 누구일까? 바로 '히포크라테스'Hippocrates of Kos이다.

강의 시간에 히포크라테스 이야기가 자주 등장한다. 그가 의학의 역사에서 중요한 위치를 차지하고 있기 때문이다. 물론 현대의학의 관점에서 보면 그의 이론에는 한계가 있다. 그러나 잠시 생각해 보자. 모두가 1+1=2라는 진리를 굳게 믿던 시대에, 그것이 진리가 아닐 수도 있다고 주장하는 데는 대단한 용기가 필요 했을 것이다. 당시 히포크라테스의 주장과 이론은 목숨을 건 거룩한 전투였을지도 모른다.

질병이 신의 저주와 재앙이 아니며, 발병發病 원인이 존재한다는 그의 주장은 당시로서는 매우 획기적이었다. 질병을 감성적이고 주관적으로 해석하던 고정관념에서 벗어나 객관적이고 합리적인 시각으로 접근한 그는 진정한 혁신가였다. 이러한 히포크라테스의 주장이 바로 '체액병리설' Humorism: 體液病理設 이다. 19세기 근대 세균학자들에 의해 새로운 발병이론이 등장하기 전까지 그의 이론은 약 2천 년간 서양의학의 역사에 큰 영향을 미쳤다.

히포크라테스는 주술적 요소를 배제하고, 자연의 법칙에 기반한 치료법을 강조했다. 그는 체액의 균형을 맞추기 위해 다양한 약용식물을 활용한 약리학적 치료법을 적용하였으며, 이를 위해 직접 약초를 재배하는 약초원 Herbary 을 운영했다. 이것이 바로 히포크라테스의 허브가든이다. 다양한 약용식물을 직접 재배하고 수확하여 활용하면서 자신의 이론을 임상적으로 체계화한 것이다. 또한 정립된 자신의 이론을 전파하고자 교육기관을 설립해 제자들을 양성했는데, 오늘날 의과대학 졸업생들이 여전히 '히포크라테스 선서' Oath of Hippocrates 를 하는 이유는, 그가 남긴 철학을 이어받기 위함이다.

허브와 의학의 뿌리

히포크라테스가 남긴 유산 중 우리가 놓쳐서는 안 될 중요한 것이 있다. 그의 치료법이 단순한 철학이 아니라, 실질적인 식물 치료법과 연결되어 있었다는 점이다. 그는 약초를 직접 재배하고 활용한 허벌리스트 Herbalist 였으며, 당시 현대적인 병원이나 의약품이 없었던 상황에서 허브는 가장 중요한 치료 도구였다. 이러한 사실은 오늘날에도 변함이 없다. 현대 의약품의 상당수가 식물에서 유래했으며, 많은 생약 및 천연물 의약품이 메디컬 허브 Medical Herb 에서 비롯되었음을 생각하면 더욱 그렇다.

예를 들어, 카모마일 Chamomile 은 200여 가지 유효성분을 함유하고 있으며, 영국과 미국의 '약전' Pharmacopeia 에 등재된 중요한 의약품 원료이다. 따뜻한 물에 카모마일을 우려내면 소화기관의 균형을 돕고 염증 반응을 완화하는 파이토케미컬을 비롯해 천연 비타민과 미네랄 성분이 추출된다. 단순한 허브티 한 잔처럼 보이지만 그 안에는 자연이 건네는 치유의 힘이 깃들어 있다.

허브의 활용 가치는 현대 약물학에서도 중요한 위치를 차지하고 있다. 아스피린 Aspirin 의 주요 성분인 살리실산 Salicylic Acid 은 서양 버드나무라 불리는 메디컬 허브, 살릭스 알바 Salix alba 에서 유래되었으며, 아스피린의 명칭도 여기서 비롯되었다. 디기탈리스 Digitalis 라는 메디컬 허브에서 추출된 성분은 심장 질환 치료에 유용하게 사용된다. 상처치료에 흔히 사용하는 마데카솔이나 혈관건강을 위한 센시아, 여성 건강을 위한 식물성 의약품에도 메디컬 허브가 사용되고 있다. 이러한 사례들은 과거 히포크라테스 시대의 치료법과 현대 의약품이 본질적으로 연결되어 있음을 보여준다.

녹색의학, 생활 속 작은 실천으로

매일 마시는 허브티 한 잔을 조금 더 의미 있게 바라보자. 나와 가족의 건강을 위해 작은 습관을 만들어보자. 사랑하는 사람과 함께 허브티를 즐기는 시간은 어떨까? 녹색의학이 강조하는 예방의학적 생활건강을 실천하는 일은 작은 변화만으로도 충분하다. 자연이 주는 선물로 우리 건강을 지킨다는 생각만으로도 든든하지 않은가?

학생들과 함께 허브티를 마시며, 오래전 '히포크라테스 할아버지'가 허브정원에서 약초를 가꾸던 모습을 떠올리곤 한다. 그럴 때마다 시간과 공간을 초월해 그의 곁에 서 있는 듯한 기분이 든다. 어쩌면 허브의 향기 속에 스며든 오랜 지혜가 자연스럽게 그 시대로 데려가 주는 것일지도 모른다.

Herbalist's Atelier

슬로우에이징 & 안티에이징

캐나다 매니토바 Manitoba 대학의 심리학과 낸시 뉴얼 Nancy E. Newall 교수의 연구에 따르면, '노년층의 후회' Regret in later life 는 건강하고 행복한 삶에 가장 큰 영향을 미치는 요인으로 나타났다. 호주 작가 브로니 웨어 Bronnie Ware 의 책 『죽을 때 가장 후회하는 다섯 가지 The Top Five Regrets of the Dying』 역시 삶의 끝에서 마주한 후회에 대해 생생한 이야기들을 담고 있다.

최근 노화 Aging 가 하나의 비즈니스 트렌드로 자리 잡으면서, '안티에이징' Anti-Aging 이나 '슬로우에이징' Slow-Aging 같은 키워드가 관심을 받고 있다. 사람들은 늙어가는 과정에 저항하거나, 그 속도만이라도 늦추기 위해 고민한다. 그런데 그 고민의 중심에는 공통된 감정이 있다. 바로 '두려움'이다.

노화가 두려운 이유는 결국 후회에서 비롯된다. 지나온 삶에 대한 아쉬움, 더 나은 선택을 하지 못한 순간들이 노년의 두려움을 만든다.

후회 없는 노년이 진정 건강한 삶이라면, 우리는 어떻게 두려움을 다루며 살아가야 할까? 그 해답은 고대 로마의 '율리우스 카이사르' Julius Caesar 장군의 고백에서 찾을 수 있을 것이다.

"두려움을 이기면 한 번만 죽지만, 두려워하면 매일 죽는다".

우리는 매일 조금씩 늙어간다. 하지만 어떻게 늙어갈 것인지는 우리의 선택이다.

The Secret of Herbs in Pharmacy
약국에서 만나는 허브의 비밀

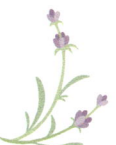

동네 약국에서 자주 보는 연고 제품이 하나 있다. 상처 부위에 바르면 흉터 없이 피부가 아물고, 통증도 줄어든다는 그 제품, 바로 '마데카솔'이다. 우리는 이 익숙한 연고를 통해 현대 의약품에 깃든 녹색 식물을 만날 수 있다. 포장지를 자세히 들여다보면, 초록빛의 잎사귀가 있다. 독특한 잎 모양을 가진 식물, 바로 '고투콜라'Gotu Kola 이다. 학명은 '센텔라 아시아티카'Centella asiatica 로, 한국에서는 병풀이라 불리는 메디컬 허브다.

고투콜라는 수천 년 전부터 인류가 활용해 온 허브로, 우리 몸의 내부와 외부 건강을 돕는 중요한 식물자원이다. 파이토테라피 산업에서는 같은 허브라도 섭취 방법이나 사용 부위에 따라 효능이 달라진다. 고투콜라도 예외는 아니다. 외부용으로 피부에 바를 때와 섭취할 때, 그 방법에 따라 식물성 유효성분, 즉 파이토케미컬 Phytochemicals의 흡수 경로와 효과가 다르게 나타난다.

마데카솔, 센시아 그리고 고투콜라

마데카솔이라는 이름은 어떻게 만들어졌을까? 고투콜라에 함유된 '마데카소사이드' Madecassoside 라는 파이토케미컬에서 유래했다. 마데카소사이드는 마데카식산 Madecassic Acid 과 함께 손상된 피부 조직을 회복시키는 약리작용 Vulnerary 을 가지고 있다. 상처 부위를 부드럽게 재생시키며, 피부가 다시 건강하게 회복되도록 돕는다. 고투콜라는 사람에게 건네는 치유의 손길 같은 허브다.

또 다른 사례도 있다. 마데카솔과 함께 의약품 시장에서 주목받고 있는 제품, 바로 '센시아' Censia 다. 익숙한 포장지에는 초록색의 자연주의 디자인과 어디선가 본 듯한 식물의 이미지가 있다. 그렇다. 센시아 역시 고투콜라를 활용한 의약품이다. 다만 이번에는 외부용이 아닌, 섭취용 제품으로 알약 형태이다. 센시아는 주로 정맥 건강, 특히 다리 혈관 문제를 개선하는 의약품이다.

센시아의 주요 성분은 고투콜라에 함유된 '아시아티코사이드'

Asiaticoside로 혈관 벽의 탄력성을 회복시키고, 혈액순환을 돕는 작용을 한다. 혈관에는 '동맥'Artery과 '정맥'Vein이 있으며, 일상에서 눈으로 확인할 수 있는 대부분의 혈관은 정맥이다. 특히 다리 부위의 정맥은 중력을 거슬러 혈액을 심장 쪽으로 끌어올려야 하기 때문에 '판막'Valve이라는 특별한 구조를 갖고 있다. 이 판막이 손상되면, 혈액이 아래로 몰리고, 정맥이 부풀어 오르는 '정맥류'Varicose veins라는 증상이 나타난다. 센시아는 이러한 문제를 개선하는 데 도움을 주는 제품으로, 고투콜라 허브를 활용한 사례 중의 하나이다.

그렇다면 '센시아'라는 이름은 어떻게 만들어진 걸까? 아마도 고투콜라의 학명인 센텔라 아시아티카Centella asiatica에서 유래했을 것이다. 앞부분인 '센'Cen과 뒷부분인 '시아'Sia를 조합해서 만든 이름이 아닐까? 이처럼 파이토테라피가 제약 산업과 연결되어 있는 사례는 많다. 하나의 허브가 외부용 연고부터 내복용 의약품까지 다양하게 활용될 수 있다는 사실은, 파이토테라피 기술과 녹색의학이 현대의학과 제약 산업에 깊이 연관되어 발전하고 있음을 말해준다.

훼미그린, 프리페민, 훼라민Q 그리고 파이토에스트로겐

여성 건강 분야에서도 파이토테라피의 물결은 이어진다. 폐경기와 갱년기를 겪는 여성들을 위한 식물성 의약품들이 점점 늘어나고 있다. 그 중심에는 '파이토에스트로겐'Phytoestrogen이라는 식물성 유효성분이 있다. 여성의 에스트로겐 호르몬과 유사한 작용을 하는 파이토케미컬이다. 이 성분을 기반으로 개발된 제품이 바로 '훼라민Q' Feramin Q 와 '훼미그린' Femigreen 이다. 약국에서 쉽게 만날 수 있는 의약품들이다.

파이토에스트로겐은 식물성 지질성분인 '파이토스테롤' Phytosterol 의 일종으로, 여성의 에스트로겐 호르몬과 유사한 작용을 한다. 스테롤은 우리 인체의 세포막을 형성하거나 특정 호르몬을 생성하는데 필요한 영양성분으로 동물성과 식물성으로 구분된다. 우리에게 익숙한 콜레스테롤 Cholesterol 은 동물성이며, 식물성은 파이토스테롤이다.

그 중에서도 에스트로겐과 비슷한 구조를 가진 것이 바로 파이토에스트로겐이다. 이 성분은 폐경기 이후 호르몬 불균형으로 인한 신체적 변화와 정서적 불안을 겪는 여성들에게 도움을 줄 수 있다. 우리의 몸과 마음을 조율할 수 있는 해답도 식물에서 찾을 수 있다는 의미이다.

마데카솔, 센시아 그리고 여성 건강을 위한 훼라민Q와 훼미그린, 프리페민 Prefemin 같은 제품들은 공통적으로 메디컬 허브를 핵심 원료로 한다. 이처럼 허브라고 부르는 식물은 카페에서 즐기는 허브티의 가치를 넘어, 제약 산업과도 깊이 연결되어 있다. 이 책이 전하는 허브의 비밀은 바로 과학과 자연이 만나는 바로 그 지점에서 시작된다.

잡초는 없다

고투콜라가 이렇게 말하고 있는 듯하다. "나는 그저 땅 위에 피어난 수많은 초록식물 중 하나일 뿐이지만, 너의 피부와 혈관 그리고 너의 생명을 도울 수 있어."

이제는 그 목소리에 귀를 기울여야 할 때다. 지금도 숲속에서 자생하는 수많은 식물들은 파이토테라피 산업의 새로운 주인공이 될 준비를 하고 있다. 어쩌면 다음 세대의 '마데카솔'은 이 순간에도 산자락 어딘가에서 조용히 햇빛을 맞으며 자라고 있을지도 모른다.

우리는 오늘도 식물과 함께 살아가고 있다. 숨을 쉴 때도, 식사를 할 때도 그리고 상처를 치유할 때도 식물의 존재를 느낄 수 있다. 가까운 동네 약국에서도 다양한 허브가 담긴 의약품들을 만나 볼 수 있다. 아직 한국의 파이토테라피 산업은 태동기에 있지만, 천연식물성 의약품이나 생약성분을 통해 허브의 비밀을 경험해 볼 기회는 점점 늘어나고 있다.

'잡초'라 말할 수 있는 식물은 없다. 아직, 우리가 그 존재의 의미를 다 헤아리지 못했을 뿐이다. 이름 없는 풀들도 나름의 이야기를 품고 있다. 혹시 이번 기회를 통해 식물에 대한 새로운 관심이 피어났다면 그리고 허브가 지닌 가치를 더 알고 싶다는 호기심도 싹텄다면, 이제 이 책과 함께 산책을 시작해 보자.

때로는 별생각 없이 시작한 산책길에서 인생의 새로운 전환점을 만나기도 하니까.

Medical Herbs for Animals
반려동물과 메디컬 허브

현대 사회에서 반려동물은 단순한 애완동물을 넘어, 삶을 함께 나누는 가족이자 동반자로 자리 잡았다. 이로 인해 사람들은 반려동물과 함께하는 건강과 웰빙에 더욱 관심을 기울이고 있다. 반려동물 관련 헬스케어 산업에서는 천연 허브를 활용한 건강식품과 예방의학적 치료법들이 주목받고 있으며, 보호자와 반려동물이 함께 사용할 수 있는 메디컬 허브 연구도 활발히 진행되고 있다. 그 중 최근 인기를 끌고 있는 허브인 '딜' Dill과 '펜넬' Fennel을 알아보고, 반려동물에게 사용할 때의 주의 사항에 대해서도 살펴보자.

딜(Dill)과 펜넬(Fennel)

딜과 펜넬은 언뜻 보기에 매우 비슷하게 생겼다. 이는 두 허브가 식물학적으로 같은 아피아시$_{\text{Apiaceae}}$과에 속하기 때문이다. 그러나 허브 전문가들은 잎의 형태와 향을 비교하여 두 식물을 쉽게 구별할 수 있다. 펜넬의 잎은 딜보다 더 길고 가늘며, 향이 강한 것이 특징이다. 반면 딜의 잎은 더 부드럽고 펜넬에 비해 향이 은은하다. 딜은 주로 씨앗과 잎을 따로 사용하는데, 펜넬은 식물 전체를 다양하게 사용할 수 있어 그 활용 범위가 더 넓다.

이 두 허브는 보호자와 반려동물이 함께 사용할 수 있다는 장점이 있다. 하지만 사용시 주의사항도 있다는 것을 기억해야 한다. 반려동물은 사람과 대사 과정$_{\text{Metabolism}}$이나 신체 반응이 다르기 때문에, 사람에게 적용하는 방식을 그대로 사용하는 것은 위험할 수 있다. 그 용량과 사용법을 동물에 따라 신중하게 고려해야 한다. 특히, 강아지와 고양이는 같은 반려동물이지만 생리적 특성이 서로 다르기 때문에, 같은 허브라 하더라도 다른 반응을 보일 수 있다. 개$_{\text{Canine}}$과 동물과 고양이$_{\text{Feline}}$과의 동물은 엄연히 다른 생명체임을 기억해야 한다. 따라서 보호자는 개와 고양이의 차이를 충분히 이해하고 자신의 반려동물에 적합한 메디컬 허브를 사용해야 한다.

예를 들어, 고양이의 경우 강아지보다 일부 허브 성분에 더 민감한 반응을 보일 수 있다. 고양이의 품종마다 차이가 있을 수 있지만, 일반적으로 딜과 펜넬을 섭취할 경우 강아지보다 고양이의 소화계가 더 예민하게 반응할 수 있어 사용량을 조절해야 한다. 반려동물에게 허브를 사용할 때는 국제 허벌리스트와 같은 허브전문가와 먼저 상담하여 안전한 사용법을 배우는 것이 좋다.

코코아, 마늘 그리고 정향

사람에게 사용되는 대부분의 허브는 반려동물에게도 유익하며 유사한 효과를 얻을 수 있다. 하지만 일부 허브는 오히려 반려동물의 건강에 해로울 수 있으므로, 보호자는 더욱 주의 깊게 살펴야 한다. 예를 들어, 코코아 Cocoa 에 함유된 파이토케미컬인 '테오브로민' Theobromine 성분은 개에게 특히 주의가 필요하다. 소형견이나 1살 미만의 강아지에게는 더욱 위험할 수 있다. 구토와 설사를 유발할 수 있을 뿐 아니라 심한 경우 심박수 증가나 근육 경련까지 일으킬 수 있기 때문이다.

오랜 역사를 통해 검증된 '정향' Cloves 도 반려동물에게 주의해야 할 허브이다. 정향에는 '유제놀' Eugenols 이라는 성분이 함유되어 있는데, 고양이에게는 간 기능에 부담을 줄 수 있어 사용을 피하는 것이 좋다. 강아지의 경우에도 체중이 적은 소형견이라면 간의 해독 능력이 부족해 유사한 부작용이 발생할 수 있다. 우리가 자주 섭취하는 마늘 Garlic 또한 주의가 필요하다. 마늘에는 '티오황산염' Thiosulfate 성분이 포함되어 있으며, 이는 반려동물의 심혈관계에 영향을 줄 수 있기 때문이다. 특히 강아지에게는 빈혈을 일으킬 수 있어 섭취를 피해야 한다. 시중에 판매되는 반려동물 간식이나 건강식품 중에도 이런 허브 성분이 포함된 경우가 있으므로 제품 성분표를 확인하는 것이 좋다. 필요하다면 허브전문가의 조언을 구하는 것도 현명한 방법이다.

반려동물의 불안감

많은 보호자들이 "반려동물도 불안감이나 우울증이 있나요?"라는 질문을 한다. 이에 대한 나의 대답은 "그렇다"이다. 반려동물 역시 보호자와의 관계 속에서 사회적 건강과 정서적 안정을 얻기 때문에, 강아지나 고양이도 마치 어린 아이처럼 민감하게 반응하는 모습을 보일 수 있다. 보호자와의 분리나 환경 변화는 반려동물의 불안감을 키울 수 있으며, 심한 경우 분리불안증 Separation Anxiety 으로 발전하기도 한다.

한가지 보호자가 기억해야 할 것은 반려동물이 어린아이와 비슷한 반응을 보인다고 해도 사람과 동일하게 생각하면 안 된다는 것이다. 반려동물은 사람이 아니다. 특히 두뇌의 구조를 보면, 이성 중추인 대뇌피질 Cerebral cortex 과 감성 중추인 변연계 Limbic System 의 비율이 사람과 다르다. 따라서 반려동물이 사람처럼 이성적인 판단을 할 수 있다거나, 자제력이 있다고 생각하는 것은 주의해야 한다. "지나친 인간화는 오히려 동물에게 고통을 줄 수 있다는 점"을 유념해야 한다.

그렇다면 반려동물의 정서적 건강에 도움이 될 메디컬 허브는 없을까? 보호자와 함께하는 친환경 건강생활을 위해, '레몬밤'Lemon Balm을 추천한다. 레몬밤은 진정 효과가 뛰어난 메디컬 허브로, 사람만이 아니라 반려동물에게도 효과적으로 사용할 수 있다. 연구 결과에 따르면 레몬밤은 로즈마린산 Rosmarinic Acid, 카페익산 Caffeic Acid, 헤스페리딘 Hesperidin과 나링게닌 Naringenin등의 파이토케미컬을 함유하고 있어 신경을 안정시키고 불안감을 줄이는데 효과적이다. 특히 로즈마린산은 항산화 효과가 높아 유해한 활성산소로부터 반려동물의 건강을 지키는데 도움이 된다.

반려동물의 친환경 건강생활

메디컬 허브를 활용한 친환경 건강생활을 즐기고 싶다면 어떻게 해야 할까? 반려동물과 보호자가 함께 허브를 안전하게 사용하려면 몇 가지 기본 원칙을 기억해두자. 먼저 허브의 종류와 효능을 정확히 이해하자. 허브가 모든 반려동물에게 좋은 것은 아니므로 사용 전 자신의 반려동물에게 적합한 허브인지 확인해야 한다. 또한 정확한 용량과 사용법을 지키자. 반려동물은 혈통 Bleeding과 연령에 따라 신체 크기와 신진대사에 차이가 있어 허브에 대한 반응이 다르게 나타날 수 있다. 따라서 허브 적용 후 반려동물의 반응을 살펴보는 것이 필요하다.

허브를 섭취한 후 혹시라도 설사나 구토 또는 호흡장애와 같은 이상 반응이 있는지 주의 깊게 관찰해야 하며, 이러한 증상이 보일 경우 즉시 사용을 중단하고 전문가의 도움을 받아야 한다. 특히 처음 사용하는 허브인 경우에는 최소 권장량부터 시작해 1~2주 간격을 두고 조금씩 늘려 보는 방식이 안전하다. 메디컬 허브를 통해 얻을 수 있는 다양한 유효작용도 중요하지만, 가장 중요한 가치는 '안전' Safety이다. 허브를 적용하기 전에 공인된 국제 허벌리스트나 수의학 전문의와 상담하는 것을 추천한다.

반려동물은 현대인의 삶을 더욱 풍요롭고 따뜻하게 해주는 소중한 존재다. 이들과 함께 더불어 살아가기 위해 노력해야 할 책임은 우리 사람에게 있다. 그 방법은 친환경적이어야 하며, "사람, 동물, 식물이 함께하는 공존의 방식"이라 믿는다. 허브는 자연이 선사한 건강한 선물이다. 그리고 자연이 주는 그 가치를 동물과 사람이 함께 공유하는 것은 우리가 실천할 수 있는 작은 보답이며 감사함의 표현이다.

반려동물과 보호자가 함께 자연의 선물, 허브의 가치를 공유하는 작은 실천은 그래서 더욱 소중하다. 다만, 그 진정한 가치를 발휘하기 위해서는 올바른 사용이 전제되어야 한다. 보호자와 반려동물이 함께 건강하고 행복한 삶을 누릴 수 있도록, 체계적이고 전문적인 허브 활용법이 널리 확산되기를 기대해 본다.

Boswellia for Senior Health
보스웰리아와 시니어 헬스

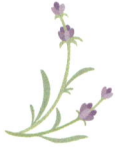

최근 건강 산업은 단순한 운동과 식이요법을 넘어 특정 건강 문제를 해결하거나 예방하는 맞춤형 접근 방식으로 진화하고 있다. 개인의 체질과 생활 습관에 맞춘 건강식품이 주목받는 이유이기도 하다. 이에 따라 건강기능식품 및 허브 제품의 원료도 다양해지고 있으며, 특히 기능성이 입증된 식물성 원료, 메디컬 허브의 가치가 큰 관심을 받고 있다.

이러한 시장 트렌드 속에서 주목받는 메디컬 허브 중 하나가 바로 '보스웰리아'Boswellia이다. 이 원료는 관절 건강과 염증 완화 효과로 알려져 있으며, 이를 활용한 식품 보조제와 기능성 제품들이 다양하게 출시되고 있다. 특히 노령인구의 증가와 시니어 헬스 Senior Health 에 대한 관심이 높아지면서 관련 제품들의 인기가 많아졌다. 하지만 일부 제품은 과장된 효능을 내세우는 경우도 있어 소비자들의 신중한 접근이 필요하다.

정직한 향기, 유향

보스웰리아에는 여러 품종이 있지만, 건강과 의료 산업에서 사용되는 것은 그 학명이 '보스웰리아 세라타' Boswellia serrata 이다. 고대부터 향신료와 의약품으로 사용되어 왔으며, '유향' Frankincense 의 원료가 되는 식물이다. 유향은 인류 역사에서 종교, 의학, 미용 목적으로 오랫동안 사랑받아 온 귀한 자원으로, 향기를 목적으로 사용하는 경우에는 '보스웰리아 사크라' Boswellia sacra 품종을 주로 사용한다. 보스웰리아는 오늘날에도 화장품과 건강기능식품 등 다양한 산업에서 중요한 원료로 자리 잡고 있다. 보스웰리아는 척박한 환경에서도 살아남는 강인한 허브이며, 줄기에서 채취한 수지 Resin 에는 유용한 파이토케미컬이 함유되어 있다. 수지는 가공 방식에 따라 품질과 색상이 달라지고, 그에 따라 활용 가치도 다양해질 수 있다.

보스웰리아에서 추출되는 유향은 '정직한 향기'라는 뜻을 담고 있으며, 이는 고대 종교 의식에서 유래된 이름이다. 당시 왕이나 제사장 같은 신성한 인물이 임명되는 의식에 자주 사용되었기 때문이다. 특히 제사장은 신 앞에서 진실된 태도를 유지해야 했기에, 유향은 '정직성과 순수성'을 상징하는 의미로 사용되었다. 이러한 상징성은 오늘날에도 이어져, 유향은 '깨끗한 자연의 선물'로 인식되고 있다. 또한 현대 약물학에서도 유향의 실질적인 효능을 입증하기 위한 과학적 연구가 활발히 진행되고 있다.

보스웰릭산과 관절건강

건강식품 산업에서 보스웰리아가 시니어 헬스와 노년건강의 핵심 원료로 주목받는 데는 이유가 있다. 바로 주요성분인 '보스웰릭산' Boswellic Acids 이라는 파이토케미컬 때문이다. 이 성분은 녹색의학의 관점에서 관절 건강과 염증 완화에 탁월한 효과를 발휘하는 것으로 알려져 있다. 보스웰릭산은 크게 네 가지 유효성분으로 나누어 볼 수 있다. β-보스웰릭산 β-boswellic Acid, 아세틸-β-보스웰릭산 acetyl-β-boswellic Acid, 11-케토-β-보스웰릭산 11-keto-β-boswellic Acid 그리고 아세틸-11-케토-β-보스웰릭산 acetyl-11-keto-β-boswellic Acid 이다.

명칭들이 다소 복잡하게 들릴 수 있지만, 이 네 가지 주요 성분이 관절 건강과 항염작용의 핵심 역할을 한다는 점에 주목해 보면 좋겠다. 특히 아세틸-11-케토-β-보스웰릭산은 빼놓을 수 없는 성분이다. 이 물질은 체내 염증을 유발하는 특정 효소를 강력하게 억제해 관절 건강에 큰 도움을 준다. 보스웰리아의 효능은 염증 완화에만 그치지 않는다. 소화력 개선, 면역력 증진, 피부 건강에도 긍정적인 영향을 미치는 다재다능한 허브로, 활용 가치가 높아 건강식품 산업에서 꾸준한 인기를 끌고 있다.

일반 소비자의 입장에서는 다양한 파이토케미컬의 종류와 유효작용을 모두 알고 있을 필요는 없을 것이다. 하지만 자신과 사랑하는 사람의 건강을 위해 제품을 선택할 때, 판매자가 제공하는 정보를 꼼꼼히 살펴보는 정도의 기초 지식은 큰 도움이 될 수 있다. 최근 건강식품이나 기능성 제품 시장에서 메디컬 허브를 활용한 제품이 워낙 많다 보니, 낯선 식물 이름이나 성분 명칭에 혼란을 느끼는 소비자들도 늘고 있다. 이제는 식물성 원료에 대한 소비자의 지식이 한 단계 더 높아질 필요가 있다고 생각한다.

현명한 소비자의 선택

COVID-19 이후, 파이토테라피 관련 산업이 빠르게 성장하고 있다. 천연 식물성 원료에 대한 소비자들의 관심이 크게 늘어난 덕분이다. 이러한 트렌드는 특히 건강식품 산업에서 두드러지며, 메디컬 허브를 활용한 제품들이 소비자들의 관심을 받고 있다. 이는 분명 긍정적인 변화지만, 한편으로는 우려스러운 부분도 적지 않다.

다양한 허브 제품이 무분별하게 홍보되면서, 소비자들이 올바른 정보를 얻지 못하는 경우가 늘어나고 있다. 홈쇼핑과 온라인 광고에서는 '기적의 치료제'와 같은 과장된 표현이 자주 사용되는 경우도 있

Boswellia serrata

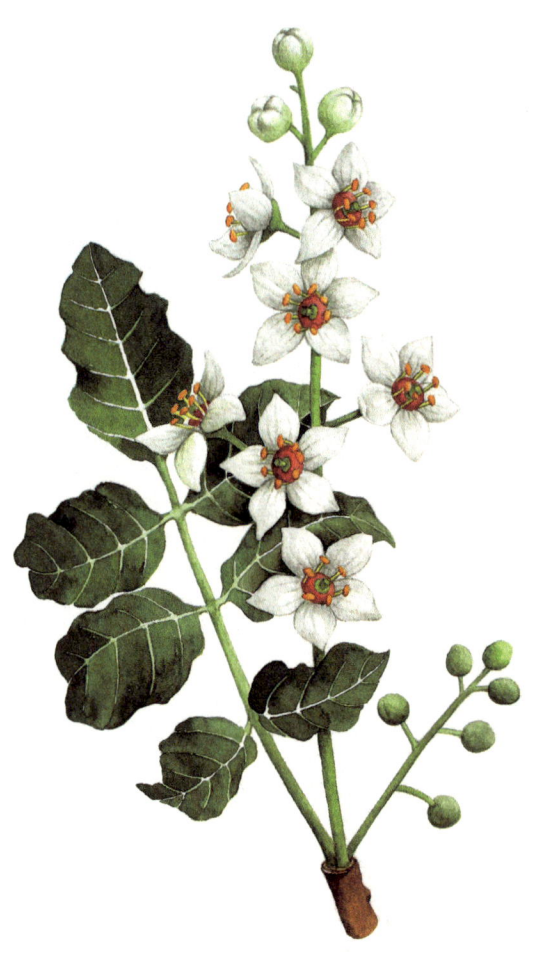

으며, 주요 파이토케미컬 함량이 충분하지 않음에도 불구하고 그 효과를 과도하게 부풀려 강조하는 사례도 있다.

그렇다면 보스웰리아 제품을 선택할 때 주의해야 할 점은 무엇일까? 현명한 소비자가 되기 위해 몇 가지를 기억해 두면 좋겠다. 먼저, 제품 성분표를 꼼꼼히 확인하자. 앞서 언급한 네 가지 보스웰릭산 성분이 포함되어 있는지, 특히 아세틸-11-케토-β-보스웰릭산의 포함 여부를 확인해보자. 사용된 허브의 학명을 체크하는 것도 필수다. '보스웰리아 세라타'*Boswellia serrata*가 사용되었는지 여부는 그 효능을 신뢰하는 데 매우 중요하기 때문이다. 더불어, 특정 질환이나 약물을 복용 중이라면 전문가와 상담 후 섭취하는 것은 이제 상식일 것이다. 물론 보스웰리아의 권장 복용량을 지키는 것은 더 말할 필요가 없을 것이다.

파이토테라피 산업의 비즈니스 전문가

천연 식물자원을 활용하는 파이토테라피 산업은 기존의 천연 화장품과 건강 식품을 넘어 반려동물 산업과 노인건강을 위한 시니어 헬스 산업으로 확장되고 있다. 다양한 영역에서 허브와 식물성 원료를 활용하는 트렌드가 확산되며, 이에 대한 전문 지식과 올바른 정보를 제공할 "파이토테라피 전문가의 필요성"도 커지고 있다. 허브 제품이 점차 다양해지고 파이토케미컬이 중요해짐에 따라, "소비자의 현명한 선택을 돕는 전문 인력의 역할"이 더욱 요구되고 있기 때문이다.

한국에서는 뉴질랜드 녹색의학 협회의 파트너사인 한국 파이토디자인 연구소가 관련 인력을 양성하는 유일한 기관이다. 이 곳을 통해 배출되고 있는 전문가들이 바로 '국제 허벌리스트' Herbalist 와 '국제 파이토테라피스트' Phytotherapist 이다. 앞으로 관련 산업의 성장 규모와 그 미래 가치를 고려하면, 더욱 많은 전문 인력들이 필요하다.

전문 인력 양성만이 아니라, 녹색의학에 대한 신뢰할 수 있는 연구 활동과 원료 공급 및 검증 시스템도 뒷받침되어야 할 것이다. 파이토테라피 산업이 고부가가치 산업으로 자리 잡으려면 기업의 책임감과 윤리의식도 필수적이다. 올바른 정보와 전문화된 고객서비스를 통해, 자연이 주는 혜택을 모두가 누릴 수 있도록 말이다.

Remedies for Longevity
굿 모닝, 좋은 아침

지난밤 안녕히 주무셨습니까? 잠은 편안하게 주무셨는지요? 나라별 인사말을 살펴보면 그 나라의 고유한 문화와 풍습을 엿볼 수 있다. 서양 영어권에서는 아침 인사로 "좋은 아침입니다"라는 의미의 '굿 모닝'Good Morning을 사용한다. 이는 영어권에만 국한되지 않고 유럽에서도 발음만 다를 뿐 동일한 의미로 사용된다. 사실 좋은 아침이라 느끼지 못하는 날도 있을 수 있지만, 서로 긍정적인 인사를 주고받는 것은 아마도 서양문화가 지니고 있는 특별한 문화적 배경 때문일 것이라 생각해 본다.

농경문화와 유목문화

서양과 동양문화의 차이점 중 하나는 생활 방식에서 비롯된다. 동양문화는 농경 사회를 기반으로 발전한 반면, 서양문화는 유목 생활을 중심으로 형성되었다. 유목민들은 한곳에 오래 머물지 못하고, 가축을 위한 새로운 목초지를 찾아 끊임없이 이동해야 했다. 이러한 환경 속에서는 오랜 친구를 사귀는 것이 어려웠으며, 만나는 사람들 중에는 경쟁자나 위협적인 존재가 있을 가능성도 컸다. 따라서 첫 만남에서 상대방의 심리 상태를 파악하기 위해 긍정적인 인사를 건네는 것이 중요했을 것이다.

반면, 한곳에 정착하여 가족과 공동체 중심으로 살아가는 농경문화에서는 상대방을 걱정하고 평안을 비는 인사말이 많았다. 대표적인 예가 한국의 "안녕히 주무셨습니까?"이다. 한국어 인사말에는 유독 건강과 안부를 묻는 표현이 많은데, 그 중에서도 '안녕'安寧이라는 단어는 "평안하고 특별한 문제가 없다"는 의미를 담고 있다. 이는 단순한 형식적 인사가 아니라, 상대방이 밤사이 별 탈 없이 지냈는지를 진심으로 묻는 것이다.

한국의 인사말에 유독 '안녕'이라는 단어가 많이 사용된다는 것은, 역설적으로 우리 역사 속에서 안녕할 수 없는 일이 많았음을 의미한다. 좁은 의미에서는 밤사이 개인의 신변에 중요한 변수가 자주 발생했기 때문일 수도 있다. '밤새 안녕'이라는 말도 이러한 의미로 사용되고 있지 않은가. 건강하게 오래 사는 것은 농경 사회에서 가장 중요한 관심사였으며, 장수에 대한 소망은 우리 모두의 바람이기도 하다.

장수(longevity)의 3요소

녹색의학에서는 좋은 물, 건강한 호흡, 깊은 숙면을 장수의 세 가지 요소로 본다. 그 균형이 깨지는 경우에는 심각한 질병으로도 이어질 수 있다. 특히 숙면은 일상생활에서 그 균형을 유지하는데 가장 중요한 역할을 하고 있다. 그러나 과거 농경사회에서는 드물었던 '수면 장애' Sleeping Disorder가 현대 도시인들에게 주요 질환으로 부상하고 있다. 2023년 보도자료에 따르면, 현대인의 10대 질환 중 불면증이 상위 5위 안에 있으며, 불면증 클리닉에 관련된 기관들과 병원들도 점차 증가하고 있다.

녹색의학에서는 불면증의 주요 원인을 인체 리듬의 불균형으로 보고 있으며, 특히 빛Light의 리듬을 중요시한다. 빛은 하루 인체 리듬의 균형을 유지하는데 핵심 역할을 맡고 있기 때문이다. 인류의 생체 리듬은 오랫동안 빛이 있는 낮시간과 어둠이 깃드는 밤시간의 순환에 따라 조절되어 왔다. 자연의 법칙에 순응하며 우리 인체도 자연스럽게 적응해 온 것이다. 하지만 오늘날 현대인의 삶은 자연의 법칙에 역행하는 모습을 보이고 있다.

잠 못 이루는 사회

우리 몸은 다양한 내분비 물질을 분비하며 균형을 유지한다. 아침에 눈을 뜨면 세로토닌이 분비되고, 저녁이 되면 '멜라토닌'Melatonin이 생성되어 수면을 유도한다. 그러나 현대의 도시 생활에서는 자연의 빛이 사라지고 인공조명이 이를 대체하면서, 인간은 24시간 불빛에 노출된 환경 속에서 자연의 리듬을 잃어가고 있다. 20세기 초까지만 해도 대부분의 사무기기는 '비발광성'非發光性 기기였고, 조명기기 외에는 강한 인공 빛에 노출될 일도 많지 않았다. 하지만 21세기 컴퓨터 기기의 발전과 스마트폰의 도입으로 인류는 빠른 정보처리와 효율성을 얻은 대신에 건강과는 점점 멀어지고 있다.

특히 21세기의 혁신이라 불리는 스마트폰은 현대인의 생활 방식을 완전히 바꾸어 놓았다. 국제 암 연구소와 영국 가디언지에 게재된 RPI 폴리테크닉 대학 연구에 따르면, 태블릿 PC나 스마트폰은 멜라토닌 분비를 억제하는 것으로 나타났다. 멜라토닌은 인체 리듬을 조절하며 수면과 활동에 중요한 역할을 하는 내분비 호르몬인데, 스마트폰을 장시간 사용할 경우 멜라토닌의 분비량이 20% 이상 감소할 수 있다. 이는 인체의 균형을 유지하는 핵심 시스템인 '내분비계'Endocrine System에 영향을 미치고, 면역을 담당하는 '림프계'Lymphatic System에도 부정적인 영향을 끼칠 수 있다.

아침에 일어나 누군가와 인사를 나눈다. "안녕히 주무셨습니까?" "예, 안녕하세요?" 주고받는 인사말이 어느 때보다 더 의미 있게 다가온다.

Herbalist's Atelier

수도원과 약초원

녹색의학의 역사에서 중세 유럽 가톨릭의 영향을 빼놓을 수 없다. 수도사들은 '수도원'Abbey과 '약초원'Herbary을 조성해 육체적 질병은 허브로 치료하고, 정신적 질병은 신에 대한 기도와 사랑으로 치유하려 했다. 수도원은 단순한 종교적 공간이 아니라, 학문과 의술이 함께 발전한 중심지였다.

  수도사들은 직접 약초를 재배하고 연구하며 수많은 치료법과 처방을 정리했다. 당시 수도원은 환자들을 돌보는 병원이기도 했고, 수도사들은 "약초학과 의술을 겸비한 치유자"로 활동했다. 오늘날에도 유럽 곳곳에 남아 있는 수도원과 약초원은 여전히 중요한 연구와 실험의 장소로 활용되고 있다. 이러한 전통은 현대 의약과 연결되어 있으며, 많은 생약 치료법이 수도원의 기록에 영향을 받아 발전해 왔다.

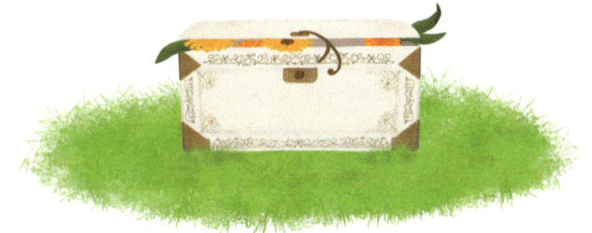

54 The Secret of Herb. II

Chamomile for Eco-Healthy Life
카모마일과 친환경 건강생활

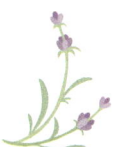

카페에서 마시는 따뜻한 허브티 한 잔, 화장품 속에 숨겨진 식물성 성분, 은은하게 퍼지는 아로마 오일의 향기까지, 허브는 어느새 우리의 일상 깊숙한 곳까지 스며들어 있다. 그러나 허브가 품고 있는 진정한 가치는 단순한 향기나 맛을 넘어, 자연이 우리에게 선물하는 섬세한 치유의 언어에 있다. 고대 인류는 허브를 약초로 삼아 몸과 마음을 돌보아 왔으며, 손끝에 닿는 작은 풀잎 하나가 생명을 지키는 약이 되었고, 회복의 기도가 되었다.

 이 오랜 지혜는 오늘날 '파이토테라피' Phytotherapy 라는 이름으로 다시 주목받고 있다. 파이토테라피는 단순히 식물을 이용한 치료법을 넘어선다. 그것은 오랜 시간 자연과 인간 사이에 쌓여온 신뢰와 존중의 관계를 되새기는 길이며, 생명의 근원과 조화를 이루려는 깊은 성찰의 여정이기도 하다. 허브티 한 잔을 마시는 단순한 행위 속에도, 우리는 다시금 자연과 하나가 되는 순간을 맞이할 수 있다.

카모마일 한 잔, 15분의 가치

하루를 마무리하며 따뜻한 카모마일 허브티 한 잔을 준비해보자. 머그컵에 말린 카모마일 꽃을 3g 정도 넣고, 끓인 물을 부은 뒤 뚜껑을 덮는다. 그리고 15분간 기다린다. 이 평온한 기다림 속에서 카모마일은 물과 만나 깊은 생명 에너지를 천천히 풀어낸다. 꽃잎 속에 머물러 있던 유효성분들이 물속으로 스며들며 눈에 보이지 않는 치유의 여정을 시작하는 것이다. 이것이 카모마일 허브티 한 잔이 우리에게 선물하는 숨겨진 가치이다.

누군가는 15분간의 시간이 너무 길고 불편해 허브티를 마시는 것이 힘들다 토로하기도 한다. 시간에 쫓기듯 바쁘게 살아갈 수밖에 없는 현대 도시인의 삶이니, 그 마음이 이해되기도 한다. 하지만 그렇기 때문에 역설적으로 15분의 시간이 더욱 필요한 것이 아닐까? 하루 종일 질주하듯 달려가는 자동차의 엔진은 점차 뜨거워지게 마련이다. 오늘 하루만 달린다면 무슨 문제이겠는가. 하지만 수십년을 사용해야 하는 자동차라면 철저한 관리가 필요하다. 잠시 엔진을 끄고 조금이라도 식혀주어야 또 다시 달려갈 수 있다. 15분의 허브티 타임은 결국 자신의 생명을 살리는 최소한의 휴식인 셈이다.

일상에서 흔히 사용하는 카모마일에는 두 가지 품종이 있다. 첫째, '저먼 카모마일' German Chamomile 은 학명이 '마트리카리아 레큐티타' Matricaria recutita 이다. 단년생 한해살이 식물로 키가 50~60cm 정도로 자란다. 플라보노이드 Flavonoids 와 휘발성 성분 Volatile 의 함량이 풍부하여 내/외부 건강 관리에 활용되며, 녹색의학에서 주로 사용하는 품종이다.

둘째, '로만 카모마일' Roman Chamomile 은 학명이 '카마에멜럼 노빌레' Chamaemelum nobile 이다. 다년생 여러해살이 식물이며, 키는 30cm 내외로 작고, 토양을 따라 퍼져 나가는 특징이 있다. 휘발성 오일 성분이 많아 주로 외부용으로 사용되며, 특히 아로마테라피와 같은 향기 요법에 사용된다. 식물학적으로 본다면 저먼과 로만 카모마일은 서로 다른 식물이다. 단지 꽃의 형태가 서로 유사할 뿐이다. 따라서 녹색의학에서는 이 두 품종을 학문적으로 서로 구분하여 각각의 목적에 맞게 활용한다.

저먼 카모마일에는 100여 가지가 넘는 파이토케미컬 Phytochemicals, 즉 식물성 유효성분이 함유되어 있다. 그 중 대표적인 성분을 살펴보자. 먼저 플라보노이드 계열의 '안쎄미딘' Anthemidin 은 위장과 장의 근육을 부드럽게 이완시켜 소화계의 긴장을 풀어준다. 그리고 '루테

Matricaria recutita

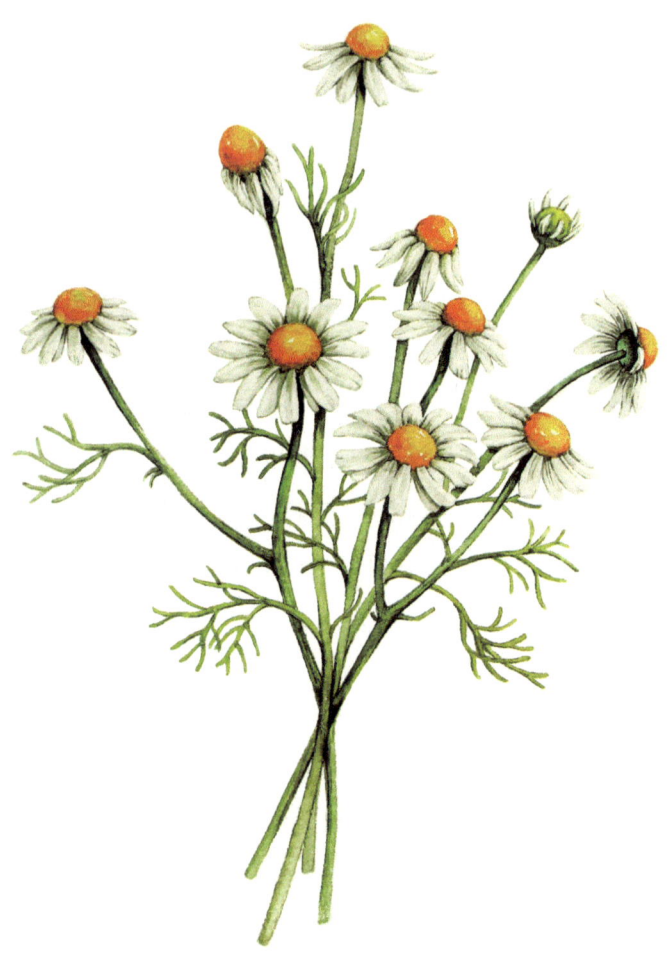

올린'Luteolin과 '아피제닌'Apigenin은 강력한 항산화 작용을 통해 염증을 진정시키며, 우리 몸의 면역 체계를 강화한다. 휘발성 성분 중에서는 '비사보롤'Bisabolol이 중요한 역할을 담당한다. 피부를 진정시키고 위장의 안정을 돕는 성분이다. 마지막으로 가장 중요한 '매트리신'Matricin은 뜨거운 물과 만나면서 푸른빛을 띠는 '아줄렌'Azulene으로 변환되는데, 이 성분은 특히 염증을 완화시키고 알레르기 반응을 억제하는 데 매우 효과적이다.

카모마일과 여성 건강

녹색의학에서 사용되는 카모마일의 학명은 '마트리카리아 레큐티타'이다. 이 이름은 여성의 자궁을 의미하는 '매트릭스'Matrix에서 유래했다. 그만큼 카모마일은 오랜 세월동안 여성 건강을 위한 허브로 사용되어 왔다. 대표적인 파이토케미컬 '매트리신' 성분이 여성 생식계에 긍정적인 영향을 미친다는 연구 결과가 발표되고 있으며, 최근에는 이러한 연구를 바탕으로 여성청결제와 같은 제품도 출시되고 있다.

카모마일의 '카마줄렌'Chamazulene 성분은 염증을 가라앉히고 히스타민 분비를 억제하여 알레르기 증상을 완화시켜 준다. 감기 기운이 있거나 스트레스가 심한 날, 따뜻한 카모마일 허브티 한 잔을 마셔보자. 앞서 언급한 '아피제닌'과 '카마줄렌' 성분의 하모니가 만들어내는 변화를 느껴 볼 수 있다. 녹색의학의 가치는 직접 경험해야 비로소 알 수 있다. 허브의 비밀은 바로 그 체험 속에서 드러난다.

허브티의 올바른 활용법

허브티의 가치를 제대로 즐기려면 각 허브의 독특한 특성을 고려하여 올바른 방법으로 차를 우리고 마시는 것이 중요하다. 특히 카모마일은 휘발성 성분이 주요 작용을 담당하므로, 허브티를 준비할 때 반드시 뚜껑을 닫고 우려야 한다. 뜨거운 물과 함께 열이 가해지면 카모마일 속 휘발성 성분이 빠르게 추출되는데, 뚜껑이 없으면 이 성분들이 모두 날아가 소실되기 때문이다. 그러나 여전히 많은 카페에서는 뚜껑 없이 제공되는 허브티를 흔히 볼 수 있다. 이는 허브티의 치유력을 제대로 살리지 못하는 방식이다. 허벌리스트와 같은 전문가의 눈에는 소중한 식물성 유효성분을 허공에 날려버리고 남은 물만 마시는 것처럼 보일 것이다.

15분이 지난 후, 뚜껑을 열어 먼저 허브 향을 깊게 맡아보자. 사과와 멜론이 어우러진 듯한 부드러운 향이 카모마일의 특징이다. 이 향기 성분이 후각을 자극하고 뇌에 미세한 변화를 일으키는데 이것이 바로 진정한 향기요법, 아로마테라피라 할 수 있다. 굳이 별도의 아로마 오일이 필요하지 않다. 좋은 품질의 허브에는 이미 풍부한 아로마 성분이 함유되어 있으며, 잘 준비된 허브티 한 잔에는 추출된 향기 성분과 치유력이 가득하기 때문이다.

이제 한 모금을 마시고 입안에서부터 전해지는 다양한 감각을 느껴보자. 혀끝에서 시작해 식도를 따라 위장까지 스며드는 따뜻함도 느낄 수 있을 것이다. 허브티 한 잔 속에는 단순한 음료 이상의 가치가 담겨 있다. 그것은 자연이 우리에게 전하는 메시지이자, 우리 몸이 자연과 조화롭게 연결되는 작지만 의미 있는 순간이다.

식물을 연구하다 보면 허브 하나하나에 수천 년간 인류와 함께 한 역사가 담겨 있음을 알게 된다. 한 잔의 허브티를 음미하는 것은 그 역사를 존중하고 자연이 주는 치유의 힘을 받아들이는 행위다. 오늘 카모마일 한 잔으로 그 여정을 시작해 보는 것은 어떨까?

Liver Tonic in Green Medicine
정말 간(肝) 때문일까?

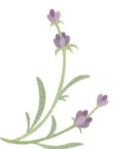

흔히 겁이 없고 대담한 사람을 가리켜 "간이 크다"라고 말한다. 또한 무모할 정도로 겁 없이 일을 저지르는 사람을 두고 "간이 부었다"라고 표현하기도 한다. 그런데 실제로 간의 크기와 사람의 대담함이 연관이 있을까? 이번에는 녹색의학적 관점에서 간의 역할과 중요성 그리고 건강한 간을 유지하는 방법에 대해 이야기해 보자.

'간' Liver이 큰 사람은 정말 겁이 없을까? 개인의 대담함과 간의 크기를 연관 짓는 것은 다소 주관적인 판단일 수 있다. 간의 크기가 크면 대사 능력이 높을 가능성이 있지만, 이는 신체 크기나 활동량과도 관련이 있어 반드시 간 기능이 더 뛰어나다고 볼 수는 없다. 특히 한국처럼 술을 권하는 사회문화에서 간의 능력은 종종 알코올 분해 능력과 연결 지어 평가된다. 그러나 간의 역할은 단순히 알코올 해독에 그치지 않는다.

간 건강을 위협하는 요소들

간은 우리 몸에서 없어서는 안 될 중요한 기관이다. 단백질을 합성하고 장에서 흡수된 포도당과 아미노산 같은 영양소를 저장하며, 혈관을 통해 이를 필요한 곳으로 공급하는 역할을 한다. 그러나 간 하면 가장 먼저 떠오르는 기능은 바로 '해독'Detoxification이다. 간은 우리 몸에 흡수되는 환경호르몬, 알코올, 음식물의 잔류농약 등 유해물질을 가능한 빠르게 체외로 배출하는 역할을 한다. 이러한 기능 덕분에 간은 인체에서 가장 중요한 청소부Cleanser라고도 불린다.

간은 손상을 입어도 스스로 재생하는 능력이 매우 뛰어나다. 건강한 간세포가 일부라도 남아 있다면 비교적 빠르게 회복할 수 있는 신비로운 기관이다. 그러나 이러한 재생 능력을 과대평가하여 알코올이나 가공식품을 무분별하게 섭취하는 것은 간 건강을 해치는 지름길이다. "간이 부었다"는 것은 단순히 크기가 커졌다는 의미가 아니라, 염증이 발생하고 간 기능이 저하되었다는 신호일 수 있다. 이러한 상태를 지속적으로 방치하면 간 섬유화가 진행되어 '간경화'나 '간경변'과 같은 심각한 질환으로 발전할 가능성이 크다.

더욱 주의해야 할 점은, 우리가 이상 증상을 인식하는 시점에는 간 기능이 상당 부분 저하된 상태일 가능성이 높다는 것이다. 간은 '침묵의 장기'로 불릴 만큼 손상이 심각해질 때까지 특별한 증상을 드러내지 않기 때문이다. 우리 몸에는 제거해도 생명 유지에 큰 영향을 미치지 않는 기관도 있지만, 간은 그렇지 않다. 그러므로 정기적으로 간 건강을 점검하고 평소에 간을 보호하는 식단관리와 생활 습관을 유지하는 것이 필수적이다.

알코올 허용지수

그렇다면 간의 이상 증상은 어떻게 감지할 수 있을까? 전문가가 아니더라도 우리 몸이 보내는 신호를 살펴보면 어느 정도 간 건강 상태를 점검할 수 있다. 예를 들어, 기분이 급격하게 변하거나 Mood Swings, 이유 없이 우울감이 지속되는 경우 Depression, 여성 호르몬 균형이 깨진 것처럼 느껴지는 경우 Hormonal Unbalancing, 피부 트러블이나 염증성 질환이 자주 발생하거나 예전보다 피로감이 심해지고, 피로 회복 속도가 느려지는 경우라면 간 건강을 의심해 볼 필요가 있다.

간을 보호하는 가장 좋은 방법은 무엇일까? 가장 먼저 떠오르는 것은 음주를 줄이는 것이다. 하지만 사회생활을 하다 보면 술을 완전히 피하기 어려운 경우도 많다. 이럴 때는 자신의 음주량을 점검하며 마시는 습관을 기르는 것이 중요하다.

'알코올 허용지수'Alcohol Unit 계산법을 활용하면 자신의 허용량을 쉽게 파악할 수 있다. 마시는 술의 알코올 도수%와 음주량mL을 곱한 뒤 1,000으로 나누면 알코올 허용지수를 계산할 수 있다. 일반적으로 여성은 하루 3 Unit, 남성은 4~5 Unit을 넘지 않는 것이 좋다. 한 달 동안 자신의 음주량을 기록하고 점검해 보면, 예상보다 많은 양의 알코올 섭취를 깨닫게 되는 경우가 많다. 때로는 이와 같은 경각심도 필요하다.

간을 위한 레시피

자연은 우리 몸이 필요로 하는 해답을 가지고 있다. 간 건강을 위해 도움이 되는 식품과 허브를 일상에서 적극적으로 활용할 수 있다. 대표적인 식품으로 브로콜리Broccoli, 레몬Lemon, 케일Kale, 양배추Cabbages가 있으며, 메디컬 허브로는 민들레Dandelion와 밀크시슬Milk Thistle이 있다. 최근 디톡스를 위한 다양한 영양제와 의약품이 판매되고 있는데, 대부분 이러한 식물성 원료가 포함되어 있다. 그러나 가장 효과적인 방법은 자연 그대로의 메디컬 허브를 직접 섭취하는 것이다.

일상에서 쉽게 실천할 수 있는 디톡스 레시피를 소개한다. 브로콜리 한 개, 사과 반쪽, 생강 약간, 배 1/4개 그리고 밀크시슬 파우더 2티스푼을 함께 갈아서 주스를 만들어 보자. 간 건강에 도움이 될 수 있다. 더욱 효과적인 방법으로는 밀크시슬이나 민들레를 우려낸 허브티를 냉장 보관하여 물 대신 채소·과일 주스에 활용하는 것이다. 매일 아침 깨끗한 미네랄워터를 한 잔 마시는 것도 간 건강을 위한 좋은 습관이 될 수 있다. 우리가 무심코 지나치는 작은 습관들이 쌓여 몸을 건강하게 변화시키는 법이다.

우리는 대담한 사람을 보며 "간이 크다"고 말하지만, 진정한 용기는 스스로를 돌보는 데서 비롯된다. 무모함이 결코 용기가 될 수는 없다. 몸을 혹사하면서 아무렇지 않다는 태도는 강인함이 아니다. 자연의 지혜는 언제나 우리에게 말하고 있다. 몸과 마음이 보내는 신호에 귀 기울이고, 하루 한 걸음이라도 건강을 위해 길을 걸어보라고. 간을 보살피는 것은 나 자신을 아끼고 사랑하는 방법이다.

간이 건강해야 삶도 균형을 이루고 활력을 유지할 수 있다. 스스로에게 관심을 가지고, 매일 조금씩 간을 위한 친환경 건강생활을 실천해보자.

Fennel, The Knowledge Carriers
펜넬의 자부심(自負心)

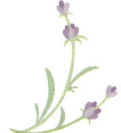

자연에는 오랜 세월 인간과 함께하며 그 가치를 인정받아 온 허브들이 있다. 녹색의학에서는 약 500여 종에 달하는 메디컬 허브 Medical Herbs를 다루는데, 그 중에서도 '펜넬' Fennel은 특별한 존재감을 지니고 있다. 만약 허브에도 인격이 부여될 수 있다면 펜넬은 아마도 조용한 자부심을 품고 있는 식물로 그려질 것이다. 겸손하면서도 스스로의 가치를 누구보다 깊이 알고 있는, 마치 오랜 시간을 거쳐 지혜를 쌓아 온 노현자 老賢者처럼 말이다. 그렇다면 펜넬이 이토록 확고한 자부심을 가지게 된 이유는 무엇일까?

마라톤 전쟁과 펜넬

고대 그리스와 페르시아를 배경으로 한 영화 중 최고의 극찬을 받은 작품이 있다. 바로 '300'이다. 이 영화의 역사적 배경이 되는 고대 그리스와 페르시아 간의 전쟁은 펜넬과도 관련이 있다. 특히, '마라톤'Marathon이라는 지역에서 벌어진 전투는 역사적으로도 중요한 의미를 지닌다. 마라톤 전쟁 The Battle of Marathon에서 아테네군은 페르시아의 대군을 상대로 승리를 거두었고, 이 승리를 알리기 위해 한 병사, 페이디피데스 Pheidippides가 약 200km에 이르는 거리를 달려 스파르타에 지원 요청을 했다. 오늘날 마라톤 경기는 여기에서 유래된 것이다.

우리가 주목해야 할 점은 '마라톤'이라는 명칭의 기원이다. 마라톤 지역에는 고대부터 펜넬이 풍성하게 자라고 있었으며, 그리스인들은 이 허브를 '마라톤'Marathon이라 불렀다. 즉, 마라톤이라는 단어 자체가 펜넬에서 유래한 것이다. 이러한 역사적 배경 덕분에 서양문화에서 펜넬은 용기와 지혜를 상징하는 허브로 여겨진다.

또한 고대 그리스에서는 운동선수들이 경기에 앞서 펜넬 씨앗을 씹으며 체력과 집중력을 다졌고, 중세 유럽에서는 부엌과 약방을 넘나들며 소화와 건강을 책임지는 중요한 식물로 사용되었다. 펜넬은 단순한 허브를 넘어 인간의 몸과 마음을 다독이는 조용한 조력자였던 것이다.

펜넬, 지식의 전달자

그리스 신화에서도 펜넬은 중요한 역할을 한다. 올림푸스Olympus의 신들은 인간에게 '지식'Knowledge을 전달하기 위해 '펜넬 줄기'Fennel Stalk를 사용했다고 한다. 일부 신화에서는 신들이 숯을 채운 펜넬 줄기를 통해 인간에게 불을 전달했다고도 한다.

중요한 것은, 인류 문명의 지식이 신으로부터 부여되었으며 펜넬이 지식과 문명을 연결하는 매개체로 등장한다는 사실이다. 펜넬의 그 콧대 높은 자부심은 이러한 역사적, 신화적 배경에서 비롯된 것이 아닐까? 펜넬은 이처럼 고대부터 인류의 역사와 함께해 왔다. 수업 중 잠시 지루해지는 순간이 찾아오면, 학생들에게 펜넬처럼 재미있는 신화나 역사 속 허브 이야기를 들려주곤 한다. 식물을 알아간다는 것은 단순히 식물의 성분만을 배우는 것이 아니다. 인류 역사와 함께해 온 허브에는 수많은 이야기들이 담겨있기 때문이다.

닮았지만 다른 두 허브

펜넬의 공식 학명은 '포에니컬럼 불가리'Foeniculum vulgare로, 이는 '마른 풀'Hay, 즉 '건초'乾草를 의미하는 라틴어에서 유래했다. 펜넬과 비슷한 생김새를 가진 허브로 '딜'Dill이 있는데, 많은 사람들이 펜넬과 딜을 혼동하기도 한다. 두 허브 모두 식물학적으로 같은 패밀리Apiaceae Family에 속하지만, 딜은 일년생으로 한해살이 식물이며, 펜넬은 다년생으로 여러해살이 허브이다.

건강을 위한 파이토케미컬 성분은 열매로 불리는 씨앗 Seeds 에 많이 함유되어 있다. 씨앗의 모양을 보면 딜은 둥글고 갈색이며 펜넬은 좀 더 길쭉하고 연갈색이나 연한 녹색을 가지고 있다. 무엇보다도 딜은 톡 쏘는 듯한 맛과 향 Pungent Aromatic 을 지니고 있는 데 비하여, 펜넬은 달콤한 맛과 향 Sweet Aromatic 을 지니고 있는 것이 차이점이다. 펜넬은 메디컬 허브만이 아니라 요리 재료로도 널리 사용된다. 요리에 사용될 때는 주로 잎과 뿌리 Bulb 가 활용되며, 특히, 이탈리아에서는 '피노키오' Finocchio 라 불리는 '플로렌스 펜넬' Florence Fennel 이 식용으로 널리 사용된다.

펜넬과 친환경 건강생활

펜넬이 주목받는 이유는 다양한 유효작용 Phytoaction 때문이다. 간략하게 설명하면 다음과 같다.

- 소화기 건강: 펜넬은 '카모마일' Chamomile 과 유사한 '카미너티브' Carminative 작용을 하여 소화기관의 기능을 돕고, 헛배 부름과 가스를 제거하는 데 효과적이다.

- 여성 건강: 펜넬에는 '파이토에스트로겐' Phytoestrogen 성분이 함유되어 있어, 여성 호르몬 균형을 맞추고 생리통 완화에 도움을 준다.

- 모유 수유 지원: 펜넬은 '갈락타고그'Galactagogue 작용을 하여, 모유 수유 중인 여성들에게 도움이 될 수 있다.
- 항산화 효과: 펜넬에는 강력한 '항산화 성분'이 포함되어 있어, 노화 방지 및 면역력 강화에 기여한다.

건강을 위한 허브 활용은 반드시 전문가와 상담하여 신중하게 진행해야 한다. 녹색의학 전문가나 의료 전문가의 조언을 받아 펜넬을 활용해 보자. 펜넬의 자부심을 온전히 느낄 수 있을 것이다.

허브에 담긴 지혜

펜넬이 오랜 역사를 자랑하며 자부심을 갖는 이유는 역사적 배경 때문만은 아니며, 실제로 인류의 건강과 역사 속에서 중요한 역할을 해왔기 때문이다. 지혜와 문명을 상징하는 존재를 넘어 펜넬은 현대 약물학에서도 활용가치가 높아 다양한 연구가 진행되고 있으며, 식물성 의약품 원료로서의 활용성도 높아지고 있다.

우리는 식물을 그저 먹거리로 생각하지만 사실 자연 속의 식물은 인간보다 훨씬 오래된 역사를 가지고 있다. 지구상 출생 서열로 따지자면 식물들은 인간보다 더 오래된 대 선배들이라 할 수 있다. 수백, 수천 년 동안 생존하며 간직해 온 지혜를 배우는 것, 그것이 식물을 알아가는 첫걸음이 아닐까?

오랜 세월 동안 변함없이 생명력을 지켜온 펜넬은 우리에게 이렇게 말하고 있다.

"진정한 가치는 시간이 흐를수록 더욱 깊어진다."

Herbalist's Atelier

친환경 생활건강, 모닝 타임

차 한 잔의 여유는 몸과 마음을 돌보는 작은 의식과도 같다. 하루 일정에 맞추어 적절하게 허브티를 선택하면, 생체리듬을 균형있게 유지하고 필요한 에너지를 효율적으로 관리할 수 있다.

오전 7시~8시: 활력을 깨우는 아침

하루가 시작되는 이 시간, 인체 내의 모든 장기가 깨어나고 본격적인 활동을 준비한다. 정신을 맑게 하고 소화를 돕는 허브티를 선택하면 하루의 출발이 더욱 산뜻해진다. 카모마일과 로즈마리를 따뜻한 물에 우려낸 후 약간의 꿀을 더하여 즐겨보자. 부드러운 단맛으로 에너지를 충전하고 평안해진 몸과 마음으로 아침을 시작할 수 있다.

Herbs What we Know for
우리가 알고 있는 허브

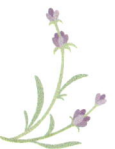

향기나는 식물은 모두 허브인가? 아니다. 물론 허브들 중에 향기 성분을 포함하고 있는 식물들도 있다. 대표적으로 라미아시과 Lamiaceae family, 즉 식물학적으로 꿀풀과에 속하는 식물들이다. 꽃을 피우고 향기를 머금고 있어 꿀벌들이 좋아하는 식물이기도 하다. 파이토테라피 산업에서는 증기추출 방식으로 휘발성 파이토케미컬 성분들을 추출하여 사용한다. 이러한 오일을 허브 에센셜 오일 Essential Oil 이라고 말한다. 시중에서 볼 수 있는 아로마 오일 제품도 증기추출을 통해 꽃이나 잎에서 향기 성분을 얻는다.

허브(Herbs)의 올바른 정의

향기나는 식물이 아니라면, 허브Herbs는 무엇인가? 녹색의학의 관점에서 허브의 개념을 새롭게 정의하고 소개해 온 시간도 어느덧 20년에 가까워진다. 하지만 여전히 허브라는 식물을 오해하는 이들이 적지 않다. 이 책을 통해 그 개념을 명확하게 정의해보자. 허브는 아래의 3가지 조건을 모두 갖춘 식물을 말한다.

첫째, 식물성 유효성분을 지닌 식물, 즉 파이토케미컬Phytochemicals: 혹자는 피토케미컬이라 부르기도 함을 함유한 식물을 말한다. 식물이 지니고 있는 구성성분Phyto-Constituents은 크게 두 가지로 나누어진다. 식물성 '유효성분'Phytochemicals과 식물성 '영양성분'Phytonutrients이다. 특히 식물성 유효성분은 생명체 내에서 건강에 도움이 되는 유효한 작용을 일으키는 성분이다.

둘째, 허브는 식물성 '유효작용'Phytoaction이 있어야 한다. 파이토케미컬 식물성 유효성분이 흡수되면 사람이나 동물의 체내에서 독특한 생리 반응과 건강에 이로운 작용이 나타난다는 의미한다.

셋째, 가장 중요한 마지막 조건은 이러한 유효성분이 유효작용을 만들어 낼 수 있는지 증명되어야 한다는 것이다. 파이토케미컬과 파이토액션의 상호 연관관계와 생화학적 반응이 검증되어야 허브라고 말할 수 있다.

아무리 몸에 좋은 유효성분이 있다고 해도, 또 건강에 도움이 되는 특정한 유효작용이 있다고 해도 일반화되지 못하는 개인적인 경험이라면 그것은 건강 산업에서 다룰 수는 없는 일이다. 어느 한 두 사람에게만 도움이 되는 것이 아니라 보편적이고 타당한 가치를 누구나 공유할 수 있는 검증이 필요하다. 즉, 실험실 내의 연구자료와 임상적 증거들 그리고 오랜 역사적 경험들에 기초한 과학적 사실들을 말하는 것이다.

이러한 3가지 조건들을 갖춘 기능성 식물만이 허브라 할 수 있다. 그리고 특별히 허브들 중에서도 품질과 유효성분들의 가치가 높아 사람과 동물의 건강을 위해 허브 전문가들이 활용할 수 있어야 비로소 메디컬 허브 Medical Herbs 라 말할 수 있다.

왜곡된 정보와 도서의 오류

평소 식물에 관심이 많던 지인이 여러 권의 허브 관련 책들을 가져온 적이 있다. 한번 살펴보고 의견을 달라는 것이었다. 그런데 놀라웠던 사실은 허브나 아로마테라피 관련 도서들에서 식물성 유효성분과 유효작용에 대한 오류가 눈에 띄게 많았다는 것이다. 향기 성분은 수많은 식물성 유효성분들 중의 일부분이기 때문에 우리가 얻을 수 있는 유효작용도 매우 제한적이다. 하지만 상당수의 허브 관련 건강 도서나 식물의 자연치유 관련 책들을 보면, 마치 허브가 만병통치 작용을 가지고 있는 것으로 묘사되어 있다.

특히 아로마테라피 관련 도서에서 이러한 오류들을 자주 보게 된다. 허브의 향기 성분으로 다양한 유효작용을 얻을 수 있는 것처럼 잘못된 정보를 전달하고 있기 때문이다. 이런 도서들에 기록된 다양한 유효작용들은 반드시 내부 섭취와 복용을 해야만 얻을 수 있는 것들이 대부분이다. 왜 이러한 오류들이 많을까? 그것은 대부분의 허브 관련 도서나 아로마테라피 책들이 허브도감이나 파이토테라피 관련 도서에서 발췌되어 편집되었기 때문이다.

예를 들어 설명해 보자. 아로마테라피 관련 도서에서 '세이지' Sage 허브에 대한 정보를 살펴보면, 허브에 대한 간단한 설명과 함께 다양한 약리학적 유효작용들이 포함되어 있다. 항산화 작용 Antioxidant 이나 이뇨작용 Diuretic, 건선 Psoriasis 과 갱년기 증상완화 Menopause Support, 여성생리건강 Menstrual Support 과 생리전증후군 PMS 에 도움이 되는 작용들이다. 이와 같은 기대효과들은 세이지의 향기 성분을 통해 얻기 어렵다. 설령 후각신경을 통한 향기요법이 아니라 마사지와 같이 피부를 통해 침투시킨다고 하더라도 의학적인 근거는 여전히 부족하다.

그렇다면 세이지의 효과가 잘못된 것일까? 아니다. 앞서 말한 세이지의 다양한 유효작용들은 대부분 내부 복용을 통해 얻어질 수 있는 효과이다. 향기나 피부를 통해서 얻을 수 있는 유효작용이 아님에도, 섭취를 통해서만 얻을 수 있는 약리학적 효과 Pharmaceutical Action 와 구분하지 않고 그대로 표기한 오류 때문이다.

향기요법이나 아로마테라피 관련 도서의 내용이 대부분 메디컬 허브도감의 내용을 가감 없이 옮겨왔기 때문에 발생한 해프닝이라고 할 수 있다. 그렇기에 책을 읽는 이들도 정보에 대한 균형 있는 접근이 필요하며, 특히 전문가라면 더욱 현명한 분별력이 필요하다.

Checkpoints for Herbal Quality
어떤 허브티를 마실까?

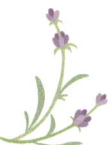

"어떤 허브티를 마셔야 하나요? 허브는 어떤 것이 좋나요?" 허브에 대한 관심이 높아지면서 자주 받는 질문들이다. 이제는 많은 사람들이 허브가 다양한 유효성분을 지니고 있어 미용과 건강, 의료, 반려동물과 친환경 산업까지 폭넓게 활용되는 식물이라는 것을 알고 있다. 그렇다면 어떤 허브를 선택하는 것이 좋을까? 뉴질랜드 국제 허벌리스트 International Herbalist들은 다음 다섯 가지 기준을 통해 허브의 품질을 확인한다.

색상(Colour)

건조 과정을 거친 허브라도 본연의 색을 유지해야 한다. 너무 어둡거나 탁한 색을 띠는 것은 품질이 떨어진 것으로 본다. 자연 그대로의 색상에서 한 톤 정도 낮은 것이 이상적이며, 색이 지나치게 바래거나 변색된 허브는 신선도가 낮고 유효성분이 손실되었을 가능성이 크다.

건조 상태(Dried Condition)

질 좋은 허브는 유효성분과 품질을 유지하기 위해 적절한 온도와 습도에서 건조된다. 허브를 엄지와 검지로 살짝 비볐을 때, 미끈하거나 습한 느낌 없이 바삭하게 부스러진다면 좋은 건조 과정을 거쳤다고 볼 수 있다. 올바른 건조 방법은 허브의 유효성분을 보존하는데 필수적이며, 잘못된 건조 방식은 허브의 품질을 크게 저하시킬 수 있다.

향(Incense)

허브티에서 향과 맛 Fragrance & Taste 은 매우 중요한 요소다. 티백 Tea bag 을 개봉했을 때 자극적인 향이 너무 강하거나 불쾌한 냄새가 난다면 품질이 좋지 않을 가능성이 크다. 신선한 허브일수록 자연스럽고 부드러운 향을 낸다. 허브의 향은 단순한 개인의 기호를 넘어 유효성분이 잘 보존되었는지를 확인하는 중요한 지표가 된다. 향이 너무 약하거나 변질된 냄새가 난다면, 저장 기간이 오래되었거나 보관상태가 좋지 않았을 가능성이 있다.

재배지역과 환경(Soil Condition)

좋은 허브는 좋은 토양에서 자란다. 유기농 인증 마크를 확인하거나, 영국토양협회와 같은 공신력 있는 기관의 인증을 받은 제품을 선택하는 것이 좋은 방법이다. 유럽, 영국, 독일, 호주, 뉴질랜드 등 허브 선진국의 신뢰받는 전문기관에서 추천한 제품이라면 더욱 믿을 수 있다. 토양과 재배환경의 상태는 허브의 영양 성분과 품질에 큰 영향을 미치므로, 청정한 환경에서 자란 허브를 선택하는 것이 중요하다.

사용 부위(Parts Used)

각 허브는 가장 효과적인 성분을 함유하는 부위가 정해져 있다. 예를 들어, 로즈마리는 잎Leaves과 잔가지Twigs를 사용하지만 줄기나 꽃이 포함되면 품질이 떨어진다. 반면 카모마일은 꽃을 사용해야 하며, 잎과 줄기가 섞이면 좋은 품질이라 보기 어렵다. 이처럼 허브의 유효성분은 식물의 특정 부위에 집중적으로 분포하므로, 허브 제품을 선택할 때는 사용 부위를 반드시 고려하는 것이 중요하다.

친환경 건강생활의 시작

최근 건강과 웰빙에 대한 관심이 높아지면서 허브의 가치도 함께 주목받고 있다. 일시적인 유행이나 기호식품으로 허브를 소비하기보다는, 그 안에 담긴 본연의 가치를 이해하고 적극적으로 활용해 보면 좋겠다. 자신에게 맞는 허브를 선택하는 것은 친환경 건강생활을 시작하는 첫걸음이다. 하루를 상쾌하게 시작하고 싶다면 민트 티 Mint Tea 한 잔을, 저녁의 피로를 풀고 싶다면 라벤더 Lavender 티를 즐겨보자. 이렇게 일상속에서의 작은 실천만으로도 우리의 삶은 더욱 풍요로워질 수 있다. 건강을 돕는 자연의 선물로 허브를 받아들일 때, 진정한 '웰빙 라이프' Well-being Life 도 느껴지지 않을까?

혼자만의 티타임 Tea-Time 도 좋지만, 누군가와 함께 나누는 티타임 시간은 그 의미가 사뭇 다를 것이다. 나눔을 중요한 가치로 여기는 녹색의학에서는 단순히 물질적인 것만이 아니라 재능과 지식, 감성과 같은 보이지 않는 부분까지도 나눔에 포함한다. 간혹 나눔을 강조하다 보니 자원봉사나 무료 서비스를 제공하는 것으로 오해하는 경우가 있지만 자연의 섭리 속에서 '공짜'란 없다. 나눔을 실천하는 사람은 반드시 유무형의 대가를 받는다. 나눔은 자신이 가진 것의 가치를 재발견하고 그것을 의미 있게 활용하는 과정이기 때문이다.

일상 속에서 허브티 한 잔을 나누는 시간을 실천해 보자. 좋은 허브를 직접 고르고 정성껏 우리며 기다리는 그 시간은 하나의 작은 명상이 될 수 있다. 준비한 허브티를 누군가와 함께 즐기다 보면 따뜻한 향기와 함께 마음의 벽이 조금씩 허물어질 수도 있다. 허브티 한 잔을 사이에 두고 오가는 이야기 속에서 잊고 지내던 삶의 소중한 가치들을 발견할 수도 있다.

허브는 그렇게 사람과 사람을 이어주고, 인간과 자연을 연결해주는 다리가 되어 나누는 자의 삶을 바꾸어 주기 때문이다.

Today without Regrets
후회 없는 오늘

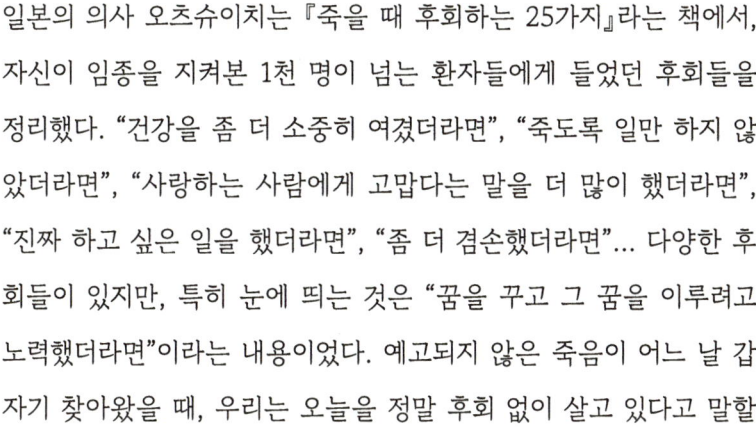

일본의 의사 오츠슈이치는 『죽을 때 후회하는 25가지』라는 책에서, 자신이 임종을 지켜본 1천 명이 넘는 환자들에게 들었던 후회들을 정리했다. "건강을 좀 더 소중히 여겼더라면", "죽도록 일만 하지 않았더라면", "사랑하는 사람에게 고맙다는 말을 더 많이 했더라면", "진짜 하고 싶은 일을 했더라면", "좀 더 겸손했더라면"… 다양한 후회들이 있지만, 특히 눈에 띄는 것은 "꿈을 꾸고 그 꿈을 이루려고 노력했더라면"이라는 내용이었다. 예고되지 않은 죽음이 어느 날 갑자기 찾아왔을 때, 우리는 오늘을 정말 후회 없이 살고 있다고 말할 수 있을까? 이 이야기는 내가 국제 허벌리스트 자격 과정에서 만나는 학생들과 자주 나누는 이야기이다.

후회 없는 선택

고국을 오가며 수많은 인연을 만났다. 강연과 교육을 하다 보면 자연스럽게 녹색의학을 배우려는 학생들과 자주 마주하게 된다. 연령대도 다양하다. 20대의 젊은 학생부터 70대의 인생 선배까지 그리고 직업도 헬스 산업, 반려동물 건강, 천연 화장품과 미용, 보건의료, 식품, 농업 등 여러 분야에 걸쳐 있다. 최근에는 시니어 헬스, 정신건강 분야에서 허브를 배우려는 분들도 늘어나고 있다. 모두 자신만의 이유를 가지고 허브를 보다 깊이 있게 공부하기 위해 이 길을 선택한 사람들이다.

국제 허벌리스트가 되는 길은 누구에게나 열려 있지만, 그 과정이 물론 쉽지만은 않다. 단순한 지식 습득이 아니라 사람과 자연을 깊이 이해하고 식물을 다루는 태도까지 배우는 과정이기 때문이다. 철학, 해부학, 마케팅, 생리학, 역사, 경영학, 영양학, 식물학, 통합의학 등 다양한 분야를 접해야 하기에 결코 가볍게 지나칠 수 없는 여정이다. 학생들이 가장 힘들어하는 이유를 물으면 다음과 같은 대답이 돌아온다. "지금까지 생각해 본 적 없는 것들에 대해 사고하도록 요구하기 때문이에요." 단순 암기나 문제풀이가 아니라, 사고의 확장을 요구하는 교육 방식이 익숙하지 않다는 것이다.

허브 교육과 배움의 가치

한국에서 허브 교육을 진행하면서 다양한 현실을 목격했다. 돈만 내면 자격증을 주고, 이를 제품 판매나 상업적 마케팅에 활용하는 사설 교육기관들이 적지 않다는 것이다. 사람을 소중한 배움의 동반자로 보지 않고, 단순한 유통의 도구로 삼으려는 다단계 업체들도 늘어나고 있다. 이런 환경 속에서 진정한 배움과 성장을 이루는 것이 과연 쉬운 일일까? 학생들과 함께한 시간 동안 가장 안타깝게 느꼈던 부분이 바로 이러한 교육 산업의 현실이었다.

누구나 쉽게 얻을 수 있는 자격증이라면, 그것은 누구에게나 가벼운 의미가 될 수밖에 없다. 뉴질랜드 국제 허벌리스트 과정은 어렵고 도전적인 과정이지만, 그 길을 끝까지 완주해낸다면 그 자체로도 충분한 자부심을 느낄 수 있다. 왜냐하면 국제 허벌리스트 자격증은 형식적인 증서의 의미를 넘어, 자신이 걸어온 노력과 성장을 담고 있기 때문이다.

진정한 허벌리스트가 되기 위해서는 피상적인 이론 지식만으로는 부족하며 식물과 직접 교감하고 연구하는 시간도 필요하다. 허브는 하나의 상품이 아니라 인류가 오랜 세월 동안 일상생활 속에서 함께해 온 자연의 선물이며 지혜이기 때문이다. 허브를 배우는 것은 자연을 배우는 것이며, 그것은 곧 인간의 삶을 배우는 과정이기도 하다. 허브 교육은 단순한 정보 전달만이 아니라 삶의 태도와 철학을 함께 공유하는 과정이어야 한다. 왜냐하면, 학생들에게는 살아있는 생명체로써 허브를 연구하고 배우는 시간 역시 스스로 건강한 삶을 찾아가는 과정이 되어야 하기 때문이다.

아시아 최초의 허벌리스트

현재 아시아에서 국제 허벌리스트를 공식적으로 양성하는 나라는 대한민국이다. 뉴질랜드에서는 동남아시아 국가들을 중심으로 국제 허벌리스트 양성 과정을 구축하기 위해 노력하고 있다. 일본도 허브 관련 인력을 양성하고 있지만, 허벌리스트 자격 과정은 존재하지 않는다. 허벌리스트라는 개념이 서양문화를 배경으로 하는 자연주의적 패러다임과 허벌리즘 Herbalism의 영향을 받아 태동되었기 때문이다.

현대 허벌리스트는 기본적으로 천연약물학과 생약학 Pharmacognosy을 기반으로 하는 식물을 다루고 있기 때문에, 아시아 지역의 동양문화적 배경과는 사뭇 다르다. 동양에도 약용식물을 다루는 이론적 학문과 전통이 있지만, 동양 철학과 문화적 배경을 중심으로 하기 때문에 국제적인 허벌리스트를 양성하기 어렵다. 이러한 이유로 뉴질랜드와 파트너십을 체결하고 양성되고 있는 한국의 국제 허벌리스트들이 아시아 최초의 공인 허벌리스트라 할 수 있다.

뉴질랜드 녹색의학협회의 국제 허벌리스트는 '식물의 가치를 디자인하는 파이토디자이너'Phyto-Designer라 불린다. 이점이 다른 서양국가들과 차별화된 특징이다. 국제 허벌리스트에게는 허브 활용법이나 레시피를 다루는 것에 그치지 않고, 고객과 기업이 원하는 제품과 서비스를 디자인하는 능력을 특별히 강조하고 있다. 또한, 녹색식물을 다루는 정직한 태도 역시 필수적인 자질이다. 뉴질랜드 협회에서는 허벌리스트들이 더욱 깊이 있는 지성과 인성을 갖출 수 있도록 전문가 윤리규정EPPQ과 같은 엄격한 기준을 제시하고 있다.

그렇다면 허벌리스트는 어떠한 산업 분야에서 활동할 수 있을까? 질문하는 학생들도 많다. 대답은 간단하다. "녹색식물이 있는 곳이라면 어디든지!" 녹색자원은 우리의 삶과 뗄 수 없는 존재이기 때문이다.

뉴질랜드 국제 허벌리스트가 되고자 하는 학생들에게 꼭 이 말을 전하고 싶다. 한국에서 국제 허벌리스트의 길을 걷는다는 것은, 어쩌면 저자 오츠슈이치가 전하는 후회 없는 '오늘'을 살아가기 위한 작은 도전일 수 있다고 말이다. 후회 없는 인생을 사는 것은 어려울지라도, 그 후회를 줄이기 위해 노력하는 삶은 우리가 선택할 수 있지 않을까?

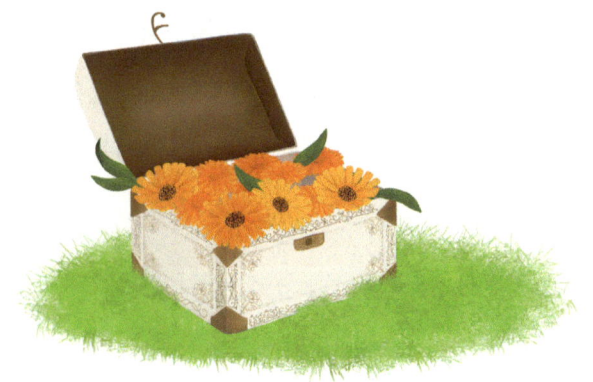

88 The Secret of Herb. II

Love in the Right Season
그 때를 아는 사랑

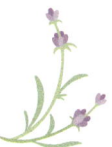

10년 전과 다르게 이제는 한국에서도 허브Herb가 건강과 일상에 유용한 식물로 자리 잡았다. 과거에는 단순히 향기로운 식물이나 관상용으로만 알려졌지만, 이제는 많은 사람이 허브의 가치를 활용하고 있다. 지난 시간 나의 열정이 열매를 맺어가고 있는 것은 아닐까? 기대감과 함께 감사함도 느껴진다.

현재 녹색의학에서 사용되는 고품질 메디컬 허브는 약 500여 가지에 달하며, 대부분 다년생식물이다. 한번 심고 적절히 관리하면 매년 수확할 수 있어 경제적 가치가 높다. 많은 사람이 허브를 키우는 것이 어렵다고 하지만, 실은 그렇지 않다. 허브는 생명력이 강하고 최소한의 조건과 관심만 있어도 잘 자란다.

기다림이 필요한 허브 재배

허브를 기르기 위한 모든 조건이 갖춰졌다고 해서 바로 수확할 수 있는 것은 아니다. 여기서 중요한 것이 바로 '타이밍' Timing 이다.

간혹 좋은 품질의 허브를 얻고 싶은 급한 마음에 식재 후 바로 영양제를 투입하거나 주변 토양이나 환경을 조정하는 경우가 있다. 심지어 첫해에 바로 수확한 원료를 가지고 허브티 Herbal Tea 를 만들거나 오일을 추출하기도 한다. 하지만 이러한 조바심은 오히려 허브를 병들게 하거나 품질을 떨어뜨리는 원인이 된다. 좋은 허브를 얻기 위해서는 반드시 '그 때' the Right Season 를 알아야 한다.

허브를 사랑한다면 기다림과 인내가 필요하다. 인위적인 개입을 줄이고, 허브가 자연 환경에 적응할 시간을 충분하게 주어야 한다. 환경에 적응하는 과정에서 다양한 파이토케미컬 Phytochemicals 이 생성되며 이것이 허브의 가치가 되기 때문이다. 6년근 인삼이 건강에 좋은 이유는 '진세노사이드' Ginsenoside 와 같은 유효성분이 충분히 축적될 수 있도록 기다렸기 때문이다. 이처럼 고품질 허브를 얻기 위해서는 최소한 몇 년간의 시간이 필요하다.

자녀 교육과 허브의 성장

강연을 하다 보면 부모님들이 자녀 교육에 대한 고민을 털어놓는다. 한국의 부모들은 자녀를 깊이 사랑하지만, 사랑하는 방법은 잘 모르는 듯 보일 때가 있다. 특히 초등학생 시기의 자녀를 허브에 비유하자면, 이제 막 싹을 틔운 단계이다. 이 시기의 아이들은 자신의 정체성을 찾아가며 자기주장을 하기도 하므로 부모 입장에서는 이 과정을 버겁게 느낄 수도 있다.

허브도 새싹일 때는 구별이 쉽지 않다. 원예 전문가라면 어느 정도는 알아볼 수 있겠지만, 일반인의 시각으로는 새싹들이 페퍼민트인지 로즈마리인지 구분하기 어렵다. 아이들도 마찬가지이다. 어떤 부모들은 조급한 마음에 '사랑'이라는 이름으로 아이를 재촉하기도 하지만 그 아이가 앞으로 어떤 길을 가게 될지, 어떤 가치를 지니게 될지는 누구도 알 수 없다. 시간이 지나 자연스럽게 자신의 모습을 스스로 드러낼 때까지 기다려 봐야 할 것이다.

"잘 될 나무는 떡잎부터 알아본다"는 말이 있다. 하지만 이 말이 조급함을 정당화하는 이유가 되어서는 안 된다. 유치원부터 조기교육을 시키거나 남들보다 앞서야 한다는 압박을 주는 것은 오히려 역효과를 낳을 수 있다. 초등학생의 수준에서는 하늘을 나는 비행기 정도만 이해해도 충분한데 중·고등학생이 배울 내용을 가르치거나 대학교 수준의 항공역학을 이야기하는 것이 과연 사랑하는 아이를

Love in the Right Season

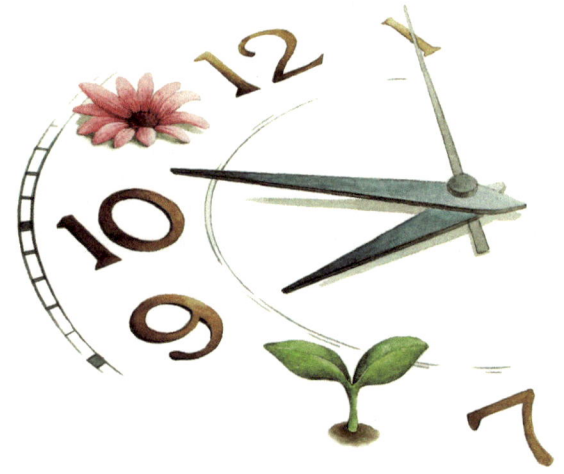

The Secret of Herb. II

위해 바람직한 일일까? 도움이 될 수는 있을까?

사랑은 기다림을 아는 것

'사랑'이 인류 문명의 발전에 원동력이라고 말하는 학자들이 있다. 성경에서도 믿음과 소망을 이야기하면서 사랑을 가장 중요한 덕목으로 꼽는다. 그만큼 사랑은 강한 에너지이지만, 그 에너지가 제대로 쓰이려면 '그 때'를 아는 지혜도 필요하다. 좋은 허브를 얻기 위해 기다림이 필요한 것처럼 건강한 아이로 자라게 하려면 부모도 때를 알아야 한다.

　허브를 키울 때처럼 자녀를 키울 때나 아름다운 인간관계를 위해서도 사랑은 '기다림'을 필요로 한다. 그 때를 아는 사랑이 가장 지혜로운 사랑이다.

The Messenger of Love
사랑의 메신저, 허브

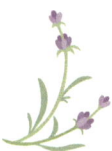

한국에서 5월은 가정의 달로, 사랑과 감사의 마음이 풍성해지는 특별한 시기이다. 부모님의 사랑을 되새기고 스승에게 감사를 전하며 아이들의 소중함을 다시금 느껴보는 시간이다. 사랑과 감사를 표현하는 방법은 다양하지만 허브를 활용하는 것도 의미 있는 방법이 되지 않을까? 5월은 봄이 시작되는 계절이며 식물들이 겨울을 이겨내고 새롭게 생명력을 얻는 시기다. 적절한 햇볕과 바람 그리고 신선한 공기가 식물들에게 최적의 성장 환경을 제공하듯이, 우리도 사랑과 감사의 마음을 전할 수 있는 특별한 방법을 찾아보자.

허브로 전하는 사랑의 의미

허브는 유럽과 아라비아 지역에서 사람들의 마음을 전하는 도구로 사용되어 왔다. '꽃말' The Language of Flowers 과 마찬가지로, 허브에도 각기 다른 의미가 담겨 있다. 이를 '허브의 언어' The Language of Herbs 라고 한다. 사랑하는 사람들에게 허브를 통해 마음을 표현하는 것은 자연의 선물과 함께 감정을 나누는 특별한 방식이 될 수 있다. 허브 한 잎 한 잎에는 각자의 이야기와 의미가 담겨 있으며, 그 향기와 효능을 통해 우리는 감정을 보다 진솔하게 전할 수 있다.

고대부터 허브는 사람과 사람 사이를 연결하는 중요한 매개체였다. 로마 시대에는 승리와 영광을 기념하는 '월계수' Bay Laurel 가 있었고, 중세 유럽에는 사랑하는 이에게 은밀한 감정을 전하기 위한 '버베나' Verbena 와 '맨드레이크' Mandrake 도 있었다. 이 중 버베나는 '마법의 허브'로 불리며 사랑의 묘약을 만드는데 사용되기도 했다. 맨드레이크는 라틴어로 '만드라고라'로도 불렸으며, 사람의 형상을 닮아 남성과 여성용을 구분하여 사용하기도 했다. 이처럼 오늘날에도 허브는 사랑과 감사를 표현하는 중요한 도구로 활용될 수 있다.

사랑을 전하는 일곱 가지 허브

먼저 '칼렌듈라' Calendula 는 밝은 오렌지 색 꽃잎을 가진 허브로, '기쁨과 환희'를 상징한다. 사랑하는 사람에게 기쁨을 선물하고 싶다면,

Calendula officinalis

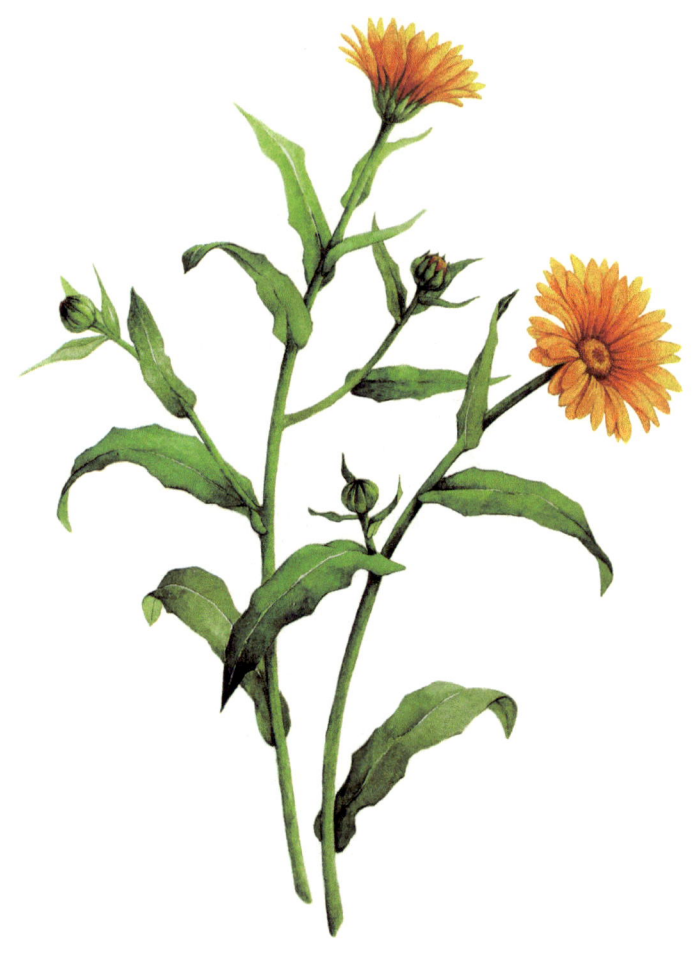

카렌듈라를 활용한 허브티나 오일을 추천한다. 특히 카렌듈라 오일은 피부를 부드럽게 하고 보습 효과가 뛰어나므로, 직접 만든 비누나 로션으로도 선물할 수 있다. 해외에서는 발렌타인 데이에 연인들이 서로에게 전하는 허브로도 유명하다.

두 번째 허브로 '타임'Thyme은 '사모함과 연정'을 상징한다. 타임은 오래 지속되는 향을 지닌 허브로 변함없는 사랑과 존경을 의미한다. 부모와 자식, 스승과 제자, 또는 깊은 우정을 나누는 관계에 사용하면 좋다. 작은 타임 화분을 선물하면 시간이 지날수록 더욱 깊어지는 사랑을 전할 수 있으며, 말린 타임을 향 주머니로 만들어 선물하면 오랫동안 변치 않는 감정을 전하는 특별한 선물이 된다.

세 번째 허브는 '패치올리'Patchouli이다. '깊은 사랑과 열정'을 상징하는 패치올리는 깊고 강렬한 향을 가진 허브로 진정한 사랑과 열정을 품고 있다. 로맨틱한 분위기를 연출하는 데 도움을 주며 침대나 베개에 오일을 몇 방울 떨어뜨리면 따뜻하고 감성적인 분위기를 더할 수 있다. 또한, 패치올리 오일은 마음을 차분하게 하고 감정을 안정시키는 효과가 있어 연인 간의 교감을 도와준다. 깊이 있는 사랑을 전하고 싶다면 패치올리를 활용해 보자.

네 번째는 '야로우'Yarrow이며 '영원한 사랑'을 의미한다. 야로우는 강한 생명력을 지닌 허브로 겨울이 끝난 후 가장 먼저 싹을 틔우는 식물이다. 그래서 '영원한 사랑'과 '불멸의 사랑'을 상징한다. 허브티나 목욕용 허브로 활용되며, 변치 않는 사랑의 의미를 담아 선물할 수 있다. 야로우는 또한 보호와 치유의 의미도 지니고 있어, 소중한 사람에게 건강과 행복을 기원하는 마음을 전하는데 적합하다.

다섯 번째는 '순수한 사랑'을 상징하는 '바질' Basil이다. 바질은 요리에도 자주 사용되는 허브다. 사랑하는 사람을 위한 요리에 바질을 더하면 특별한 의미를 담을 수 있다. 신선한 바질을 샐러드에 곁들이거나 파스타, 피자에 추가하면 진한 풍미를 더할 수 있으며 사랑이 가득한 식탁을 더욱 풍성하게 해 준다. 바질을 선물하는 것은 상대방에게 따뜻한 관심과 애정을 표현하는 특별한 방법이다.

여섯 번째는 '펜넬' Fennel이다. '진정한 칭찬과 격려'를 상징하는 허브이다. 허브 부케에 자주 포함되며 응원의 메시지를 담아 선물할 수 있다. 또한, 샐러드나 디저트 요리에 활용하면 건강까지 함께 챙길 수 있다. 펜넬은 소화를 돕는 효능이 뛰어나며, 식후 차로 마시면 몸과 마음을 편안하게 해 준다. 격려가 필요한 친구나 가족에게 펜넬 허브티를 선물하는 것도 좋을 것이다.

마지막으로 '라벤더' Lavender가 있다. 라벤더는 '헌신적인 사랑'을 의미하는 허브로 은은한 향기가 안정감을 주어 상대에게 평온함을 선물할 수 있다. 라벤더 오일이나 허브티는 마음의 안정을 도와주며 진심 어린 사랑을 표현하는 데도 적합하다. 라벤더 향을 품은 향초를 선물하면 집 안에서도 편안한 분위기를 연출할 수 있어 사랑하는 사람과의 시간을 더욱 특별하게 해 준다.

　허브는 살아있는 생명체이며 그 존재 자체로 깊은 의미를 담고 있는 식물이다. 오랜 세월 동안 사랑의 메신저로 사용되어 왔고, 지금도 여전히 사람과 사람을 이어주는 징검다리 역할을 하고 있다.

　가정의 달이 오면 허브로 사랑과 감사를 표현해보자. 평범한 선물을 넘어, 마음을 담은 허브로 특별한 순간을 더욱 의미 있게 만들어보자. 허브에 담긴 마음이 그 어떤 말보다 깊이 있는 감동을 전할 수 있을 것이다.

Think of Thank
감사에 대한 생각

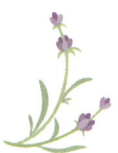

허브를 공부할 때에는 깊이 있는 '생각함'이 필요하다. 그리고 그 생각의 끝에는 언제나 '감사함'이 자리한다. 그래서 'Think' 생각하다 와 'Thank' 감사하다 가 같은 뿌리의 어원을 가졌는지 모른다.

지구에 살고 있는 80억 명의 사람 중에서 원하는 공부를 할 수 있는 사람은 얼마나 될까? 원하는 꿈을 꿀 수 있는 사람은 세계 인구의 10% 정도라 한다. 그렇다면 그 꿈을 위해 실제로 무언가를 하는 사람은 그 중에서도 극소수에 불과 할 것이다. 결국 자신이 원하는 길을 걸어갈 수 있는 사람은 얼마나 큰 축복을 누리는 걸까?

선택받은 사람들의 행복

학생들과 함께 공부하다 보면, 처음에는 열정과 의욕으로 가득했던 이들이 점차 어려움을 느끼고 지쳐가는 모습을 보게 된다. 허브 한두 개를 배우는 것이 허브 전문가의 공부라면 얼마나 쉬울까? 하지만 허브를 깊이 있게 공부하는 것은 단순한 지식의 습득을 넘어, '생각함'이 요구되는 과정이다. 그래서 공부가 어렵게 느껴지는 것은 당연할지도 모른다.

나는 학생들에게 자주 이런 말을 해주곤 한다. 하고 싶은 공부를 할 수 있다는 것 자체가 얼마나 특별한 기회인지 생각해보라고 말이다. 시간과 여건이 맞아 원하는 공부를 할 수 있는 사람들은 선택받은 존재이며, 그 자체로도 충분히 행복한 사람들이다. 더군다나 국제 허벌리스트처럼 공부하는 분야가 생태계의 근원이 되는 천연 식물자원이라면, 그것만으로 감사할 이유는 충분하다.

매년 스쿨에서는 한 해를 마무리하는 종강 파티를 열고, 그 자리에서 학생과 강사들은 서로 감사의 선물을 주고받는다. 나는 마음이 담긴 선물들을 받을 때마다 왠지 미안한 마음이 든다. 나눈 것보다 받은 것이 더 많다고 느껴지기 때문이다. 사실 서로 감사함을 나눈다는 것 자체가 이미 큰 선물이다. 어떤 것 과도 바꿀 수 없는 소중한 가치이기 때문이다.

허브를 연구하고 자연을 다루는 사람들은 결국 허브를 닮아가는 듯하다. 화려한 성공과 유명세도 좋지만, 작은 행복을 함께 나누는 이 시간이야말로 값진 선물일 것이다.

사람이 화초를 꿈꿀 때, 신은 약초를 키운다

나는 생각을 기록하는 습관이 있다. 때때로 떠오르는 좋은 영감이나 깨달음을 놓치지 않기 위해 '생각 수첩'을 쓰는데, 그 중 한 구절을 나누고 싶다.

"사람이 화초를 꿈꾸고 있을 때, 신은 약초를 키우고 있다."

자연을 창조한 신이라면 우리에게 어떤 말을 전하고 싶을까? 아무도 알아주지 않는 깊은 숲속에서 조용히 피었다 지는 꽃 한 송이는 정말로 의미가 없을까? 아무도 알아주지 않는 삶은 무의미한 것일까? 내 대답은 분명하다. '아니다.'

숲을 걸어보면 작은 풀 한 포기도 저마다의 역할을 하고 있음을 알 수 있다. 우리는 자주 타인의 시선 속에서 자신의 가치를 평가하지만, 자연에서는 모든 생명체가 존재 자체만으로도 충분히 소중하다. 모두가 화려한 꽃이 되기를 바란다면, 누가 이 세상에서 약초의 역할을 감당할까? 생각해 볼 일이다.

진정한 감사, 자연의 지혜

성 어거스틴은 이런 말을 남겼다.

"사람들은 높은 산, 빛나는 태양 그리고 밤하늘의 별들을 보며 감탄하고 감사를 느낀다. 하지만 정작 자기 자신의 존재에 대해서는 전혀 놀라워하거나 감사하지 않는다."

나는 졸업을 앞둔 학생들에게 자주 이렇게 말한다. "스스로 '감사함'을 생각할 줄 모른다면, 전문가로서 타인에게 무엇을 나누어 줄 수 있을까?" 라고 말이다. 자연이 주는 허브를 활용해 제품과 서비스를 디자인하는 뉴질랜드 허벌리스트라면 더욱 깊이 고민해봐야 한다. 건강을 이야기하는 전문가라면 자신이 먼저 건강해야 하지 않을까?

'생각' Think 하면 할수록 마음속에 남는 것은 역시 '감사' Thank 뿐이다. 이것이 우리가 배워야 할 자연의 지혜라 믿는다.

Questioning in Pandemic Era
팬데믹 시대, 질문을 던지다

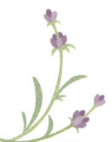

21세기는 인류에게 전례 없는 변화를 안겼다. 우리는 좀처럼 경험해 보지 못한 위협적인 시간을 겪었다. '팬데믹'Pandemic이라는 단어는 이제 너무도 익숙한 단어가 되어버렸다. 한때는 뉴스에서나 지나치듯 들었을 그 말은, 어느 날 예고도 없이 들이닥친 태풍처럼 우리의 삶을 휩쓸어버렸다. 그리고 그 혼란의 시간 속에서 우리는 두 가지 가치를 깊이 되새기게 되었다. 건강 Health 과 행복 happiness.

 팬데믹 이전, "건강하세요"라는 인사는 일상이었고, 습관처럼 주고받던 "행복하자"는 말은 그저 익숙하게만 들렸다. 하지만 바이러스가 모든 것을 멈춰 세운 순간, 우리는 알게 되었다. 우리가 누려왔던 평범한 일상이 얼마나 기적 같은 시간이었는지를. 친구와 마주 앉아 커피를 마시며 수다를 떨던 순간도, 길거리를 가득 메운 축제의 열기도, 소소한 취미 모임과 가족과 함께 했던 따뜻한 저녁식사도 하루아침에 모든 것이 멈춰버릴 수 있다는 사실은 충격이었다. 팬데믹은 단순한 질병의 확산이 아니었다. 우리의 삶을 다시 돌아보게 만든 계기였으며, 큰 전환점이었다.

흔들리는 믿음, 질문의 시작

우리는 현대의학에 깊은 신뢰를 가지고 있었다. 인간의 유전자 지도가 해독되고 유전공학과 생명공학이 발전하면서, 질병을 예측하고 수명을 연장하는 시대가 올 것이라 믿었다. 인간이 자연을 완전히 통제할 수 있을 줄 알았다. 그러나 팬데믹이라는 거대한 파도 앞에서 우리는 예상치 못한 혼란과 무력감을 경험했다. 보이지 않는 작은 미생물 앞에서 현대의학의 자부심은 자만심으로 추락하고 말았다.

우리는 이미 모든 질병에 대한 해답을 손에 넣었다고 믿었지만, 현실은 달랐다. 바이러스는 끊임없이 변이했고 치료제와 백신의 개발 속도보다 더 빠르게 퍼져 나갔다. 팬데믹 초반, 과학과 의학이 모든 문제를 해결해 줄 것이라 믿었던 기대는 시간이 지날수록 점차 불안과 의심으로 바뀌었다. 이제는 단순한 과학적 해답만으로는 부족하다. 우리는 지금 더 근본적인 질문들을 던져야 할 시점에 서 있는지도 모른다.

왜 늙고 병들어 죽는가?

질문을 던지는 것은 지식의 시작이다. 인류의 역사 속 위대한 발견은 언제나 하나의 질문에서 출발했다. 앞서 언급한 고대 그리스의 철학자, 히포크라테스 Hippocrates of Kos 를 떠올려보자. 그의 위대함은 질병에 대한 새로운 이론을 제시했기 때문만은 아니다. 그는 근본적인 질문을 던졌다.

"사람은 왜 늙고 병들어 죽는가?"

이 본질적인 물음은 그의 삶을 바꾸었고 '체액병리설'體液病理說이라는 '발병이론'發病理論으로 이어졌다. 인간의 몸을 구성하는 네 가지 체액이 균형을 이룰 때 무병장수의 건강한 삶이 가능하지만, 그 균형이 깨지면 질병이 생긴다는 주장이었다. 물론 현대의학의 관점과는 크게 차이가 있지만 중요한 것은 그가 던진 질문이 현대의학의 출발점이 되었다는 사실이다.

팬데믹 시대를 겪은 우리는 다시금 질문을 던지고 있다. "질병이란 무엇인가?", "우리는 어떻게 살아야 하는가?", "건강을 위한 근본적인 방법은 무엇인가?" 진정한 건강의 정의가 더 이상 육체적 관점만으로 설명될 수 없다는 사실을 우리는 깨달았다. 팬데믹 기간동안 마주한 고립과 불안, 스트레스와 무력감은 바이러스만의 문제가 아니었기 때문이다. 팬데믹은 육체적 건강과 함께 정신적 건강, 사회적 건강의 중요함을 일깨워 주었고, 자연과의 조화가 우리의 삶에서 얼마나 중요한지도 알게 해주었다.

오래전 삶에 대한 본질적인 질문을 던지며 건강의 해답을 찾아갔던 고대 철학자의 그 모습처럼, 이제 우리도 같은 길을 걸어가야 하지 않을까? 팬데믹은 어쩌면 우리 인류에게 던져진 거대한 숙제인지도 모른다. 그렇다면 역설적으로 인류에게 주어진 새로운 기회가 될 수도 있을 것이다.

Herbalist's Atelier

소 망

'소망'이란 씨앗은 심기도 쉽지만, 포기하기도 쉽다. 소망을 심을 때는 열매를 맺기까지의 기다림을 생각하지 못한다. 매일 아침 싹이 피었는지 두근거리는 마음으로 확인하지만, 아직도 그대로 인 것만 같아 조바심이 나기도 한다. 눈에 띄는 성장이 보이지 않아 마음이 무거워지면, 이쯤에서 그만두고 싶어질 때도 있다. 그래도 끝까지 포기하지 않는 농부의 마음은 그 씨앗에 대한 믿음 때문이다.

The Herbalist

In a time when everyone dreams of being
a beautiful plant, Why not cherish the dream of being
the herb that saves someone's life?

모두가 아름다운 식물이 되기를 꿈꾸는 이 시대에
누군가의 생명을 살리는 약초가 되는 꿈을
가져보는 것은 어떨까?

아이즌의 라에나무 스케치

The 2nd Part

나눔,
비즈니스 철학을 위하여

Sharing the Value
Business in Green

{ 대가 없이 받은 초록 선물을 나누다 }

Pursuit of Holistic Health
완전한 건강을 찾아서

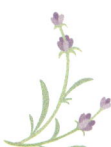

"건강을 잃었다"는 말 뒤에 남아 있는 것들을 생각해본 적이 있는가? 어느 날 친구로부터 이런 전화를 받았다 상상해보자.

"오늘 건강 검진 결과가 나왔는데, 암 말기라고 하더군. 열심히 살아왔는데… 휴, 건강을 다 잃어버렸어. 이젠 희망도 의욕도 없어. 어떻게 해야 할지 정말 모르겠네."

당신이라면 무슨 말을 해줄 수 있을까? 어떻게 하면 그의 무너진 마음을 다독일 수 있을까?

우리는 당황한 나머지 흔히 이렇게 말하곤 한다. "혹시 다른 병원에 가보는 건 어때?", "요즘은 말기 진단을 받아도 회복하는 경우가 있더라고. 너무 낙심하지 말자.", "뭔가 방법을 함께 찾아보자."

그런데 정말 그는 건강을 모두 잃은 것일까? 그 해답을 찾으려면 먼저 건강 Health 이 무엇인지부터 생각해봐야 한다. 잃은 것이 정확히 무엇인지 알기 위해서는 그에 대한 인식을 먼저 점검해야 하기 때문이다. 흔히 건강을 '병이 없는 상태'로 생각한다. 감기 없이 지내고, 큰 병원에 갈 일이 없으며, 통증 없이 일상을 살아가는 것. 어쩌면 그것이 우리에게 익숙한 '건강'의 기준일지 모른다. 하지만 이는 건강이라는 퍼즐의 한 조각에 불과하다는 것을 알아야 한다.

조화(Harmonization), 홀리스틱 헬스

세계보건기구 WHO 는 건강을 이렇게 정의한다. "신체적 건강 Physical Health, 정신적 건강 Mental Health 그리고 사회적 건강 Social Health 이 조화를 이루는 상태." 이 세 가지 요소가 온전히 균형을 이룰 때, 그것을 진정한 건강이라 부른다. 반대로 그 균형이 깨지면, 건강은 흔들린다. 이러한 건강의 개념을 홀리스틱 헬스 Holistic Health 라고 한다.

여기서 주목해야 할 단어는 바로 '홀리스틱' Holistic 이다. 흔히 이를 '전인적全人的' 건강이라 말하기도 하지만, 이는 충분한 설명이 되지 못한다. '홀리스틱'의 어원을 따라가면 '홀리' Holy 에 닿는다. 홀리는 완전함, 흠이 없는 완벽함을 뜻한다. 즉 건강이란, 단지 질병이 없는 상태를 넘어 삶의 모든 영역에서 이루어지는 완벽한 '조화'Harmonization를 의미한다.

이제 친구의 상황을 다시 들여다보자. 그는 정말 건강을 모두 잃은 것일까? 그는 병원에서 말기 암 진단을 받았고, 충격과 슬픔에 잠겨 있다. 몸은 병에 무너졌고, 마음도 흔들리고 있다. 그러나 한편, 그는 여전히 숨을 쉬고 있다. 무언가를 먹고, 잠을 자고, 당신에게 전화를 걸었다. 말로는 포기했다고 했지만, 내면에는 여전히 '무언가를 찾고 있는' 기색이 남아있다. 이것은 무엇을 의미할까?

그는 건강의 전부를 잃은 것이 아니라는 것이다. 홀리스틱 헬스의 관점에서 다시 생각해보면, 그는 건강의 3분의 1을 잃었을 뿐일지도 모른다. 신체는 병에 무너졌지만, 정신은 아직 포기하지 않았다. 그를 걱정하고 지지해주는 친구, 가족, 이웃이 그의 곁에 있다면, 정신적 건강과 사회적 건강이 아직 굳건하다는 뜻이다. 그렇다면 그는 건강의 3분의 2를 여전히 간직하고 있는 셈이다.

건강을 잃었다는 착각

보이지 않는다고 해서 모든 것을 잃었다고 착각하며, 정작 자신에게 남아 있는 소중한 것들을 잊고 지내는 건 아닐까? 질병을 앓는 많은 이들이 말한다. "이젠 건강도 잃었고, 희망도 없다." 그러나 이러한 단정은 대부분 '육체적인 건강'만을 생각한 판단이다. 어쩌면 우리가 건강을 너무 좁게 정의해 온 것일지도 모른다.

몸은 분명 약해졌을지라도, 그 병을 이겨내고자 하는 마음이 살아있다면 정신적 건강은 여전히 건재하다. 곁에서 손을 잡아주는 소중한 사람들이 있다면 사회적 건강 역시 무너지지 않았다. 그러니 질문을 다시 생각해 보자. 지금 몸이 아프다고 해서, 정말 건강을 모두 잃어버린 것일까? 그리고 우리는 건강을 정말 제대로 이해하고 있는 걸까?

지금 이 글을 읽고 있는 독자 중에 본인이나 사랑하는 지인의 건강 문제로 힘들어하는 사람이 있다면, 다시 한 번 건강이 무엇인지 생각해 보길 바란다. 회복은 건강을 제대로 이해하는 데서 시작되기 때문이다. 질병은 예기치 않게 누구에게나 찾아올 수 있다. 그러나 그것을 어떻게 받아들이고, 어떤 태도로 반응할지는 우리에게 달린 것이며, 질병과는 또 다른 차원의 일이다. 누군가는 질병이라는 진단을 운명으로 받아들이고, 또 누군가는 그것을 새로운 삶의 시작점으로 여긴다. 그 차이는 무엇일까?

결국은 "건강을 어떻게 이해하느냐"에 달려 있다. 진정한 건강을 올바르게 이해하는 사람은, 그것이 단지 육체의 문제가 아님을 안다. 건강에 정신적 힘과 사회적 관계의 따뜻함 그리고 삶의 의지가 얼마나 큰 힘이 되는지를 알고 있기 때문이다.

회복을 위한 균형

우리는 질병을 치료하기 위해 병원을 찾는다. 진단을 위한 검사를 받고, 처방된 약을 먹으며, 전문의의 안내에 따라 자신의 일상을 조율해 간다. 육체적인 질병을 치료하는데 꼭 필요한 과정이다. 하지만 온전한 건강을 회복하려면 이것만으로는 부족할 수 있다. 육체적 질병을 치료하는 것은 건강의 한 면일 뿐이다. 이제는 건강과 질병을 구분하여 바라보는 관점이 필요하다.

몸이 나아도 마음이 아프면, 우리는 건강하지 않다. 반대로 마음이 건강하고 나를 지지하는 누군가와 연결되어 있다면, 우리는 여전히 건강한 존재다. 홀리스틱 헬스의 관점에서 진정한 건강이란 무엇인지 깊이 고민해보자. 그것은 단순히 질병이 없는 상태가 아니다. 몸과 마음 그리고 사회적 관계까지 아우르는 균형이다. 그리고 우리 자신이 그 균형을 다시 세울 수 있는 유일한 존재라는 것도 기억하면 좋겠다.

아픈 친구에게 이렇게 말해주고 싶다.
"너는 건강을 모두 잃지 않았어. 아직도 넌 건강해. 지금 이 순간, 나와 이렇게 이야기하고 있다는 사실이 바로 그 증거야."

삶은 끝나지 않았다. 오늘도 숨을 쉬며 사랑할 수 있고, 함께 울고 웃을 수 있다면 건강은 여전히 우리 안에 머물고 있는 것이다.

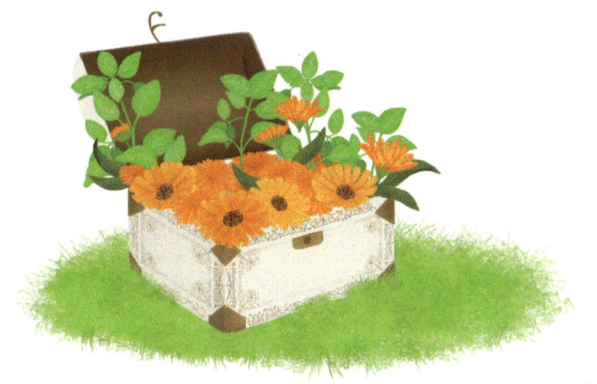

Rosemary & Grand Master Herbalist
마스터 허벌리스트의 로즈마리

의학의 역사에는 수많은 인물들이 등장한다. 그 중에는 현대의학의 아버지로 불리는 고대 그리스의 '히포크라테스'Hippocrates도 있다. 그의 가르침을 이어받은 제자들도 많았는데, 로마시대 황제의 주치의였던 '클라우디오스 갈레노스'Claudius Galenus와 같은 인물도 있었다. 의학의 역사에서 빼놓을 수 없는 또 한 사람이 있다. 바로 현대 약물학과 약학Pharmacology의 아버지로 불리는 '페다니오스 디오스코리데스'Pedanios Dioscorides이다. 그는 히포크라테스와 동시대 인물은 아니었지만, '천연약물학'Pharmacognosy의 이론적 토대를 마련한 중요한 인물이다.

녹색의학의 시작, '드 머티리아 메디카'

디오스코리데스가 남긴 가장 위대한 업적은 '드 머티리아 메디카' De Materia Medica라 불리는 고대 약물학 사전의 편찬이다. 당시 사용되던 수많은 약초와 천연 약물에 대한 체계적인 정리가 이루어졌던 귀중한 도서이다. 약용식물의 유효성분, 약리작용, 복용 방법, 용량 Dosage 그리고 부작용에 대한 상세한 기록을 담고 있다. 이러한 이유로 '드 머티리아 메디카'는 현대 '약물학 사전' Pharmacopeia의 근간이자, 녹색 의학의 시작이 되었다.

디오스코리데스는 허브 하나하나를 직접 연구하며 생육 환경까지 상세하게 기록으로 남겼다. 이러한 업적으로 인해 그는 천연 약물학의 기초를 세운 '그랜드 마스터 허벌리스트' Grand Master Herbalist로 불리기도 한다. 그의 연구는 수천 년이 지난 지금까지도 유효하며, 다양한 연구가 여전히 진행되고 있다. 또한 현대 약물학과 파이토테라피 Phytotherapy의 역사적 흐름을 이해하는 데도 중요한 가치를 지닌다.

바다의 이슬, 로즈마리

디오스코리데스의 저서에서 빼놓을 수 없는 허브가 바로 '로즈마리' Rosemary다. 로즈마리의 학명은 '로즈마리누스 오피셔낼리스' Rosmarinus officinalis이다. 2019년 영국 왕립원예학회 RHS에서 '살비아 로즈마리누스' Salvia rosmarinus라는 새로운 학명을 제시하여, 현재는 같이 사용되고 있다. 현대 유전학적인 연구를 통해 로즈마리가 '세이지'$_{Salvia\ officinalis}$에 가깝다고 밝혀졌기 때문이다. 하지만 기존의 학명이 주는 전통과 권위가 있기에 당분간은 함께 사용될 것으로 보인다.

'로즈마리누스'$_{Rosmarinus}$는 라틴어로 '바다의 이슬'$_{Dew\ of\ the\ Sea}$이라는 뜻이다. 이는 로즈마리가 해안가의 건조하고 척박한 환경에서도 강한 생명력을 유지할 수 있음을 의미한다. 또한, '오피셔낼리스'$_{Officinalis}$라는 단어도 중요한 의미를 가진다. 이는 '고대 약전'$_{De\ Materia\ Medica}$에 공식적으로 등재된 약용 식물로서, 현대 약물학의 발전까지 이어지는 수천 년 동안 그 가치가 인정되었음을 의미한다. 새로운 학명에 사용된 '살비아'$_{Salvia}$는 라틴어에 어원을 두고 있으며, '전부'$_{Whole}$와 '건강'$_{Healthy}$라는 의미가 있다. 마치 '건강이 삶의 전부'라는 메시지를 담고 있듯이 말이다.

로즈마리는 일 년 내내 푸른 잎을 유지하는 에버그린 허브$_{Evergreen\ Herb}$이다. 고대 이집트, 그리스, 로마 시대에도 약초로 사용되어 왔으며, 신체적 건강만이 아니라 정신적 안정에도 도움을 주는 중요한 식물로 여겨졌다. 전통적으로 로즈마리는 '기억력의 허브'$_{The\ Herb\ of\ Remembrance}$로 불려왔다. 최근 연구에서도 로즈마리가 치매 예방과 두뇌 활성화에 도움을 줄 수 있다는 결과가 발표되고 있다. 고대인들은 로즈마리를 기억력 향상과 정서적 안정에 유용하다고 믿었는데, 이러한 전통적 용도가 현대 과학에 의해 점차 입증되고 있는 것이다.

Salvia rosmarinus

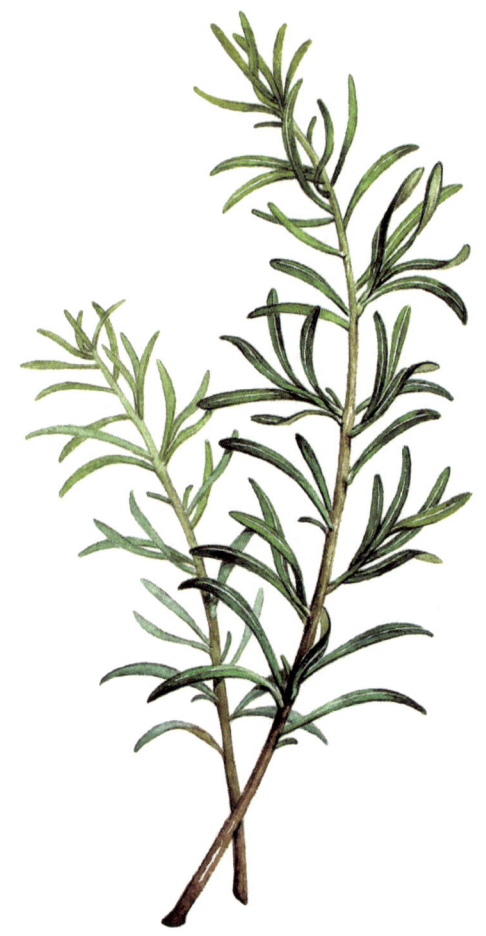

로즈마리는 강력한 '항산화'Antioxidant 작용과 '항암'Anticancer 효과를 지닌 성분을 포함하고 있다. 주요 성분 중 하나인 '로즈마린산'Rosmarinic Acid은 활성 산소를 제거하여 세포 손상을 방지하는 항산화 작용을 한다. 또한, 로즈마리 에센셜 오일Rosemary Essential Oil에는 '항균'Antibacterial 및 '항염'Anti-inflammatory 작용이 있어 면역에도 도움을 줄 수 있다. 로즈마리 오일은 '항충작용'도 있어, 유기농 농업에서 해충을 퇴치하는 천연 방제제로도 활용된다.

로즈마리, 숨겨진 가치

로즈마리는 약 120여 가지의 식물성 구성성분Phytoconstituents을 함유하고 있으며, 영양성분과 유효성분 모두에서 탁월한 건강 효과를 발휘한다. 특히 항산화 성분이 풍부해 노화 방지와 면역력 향상에 긍정적인 영향을 줄 수 있다. 이러한 특성 덕분에 현대 건강식품 및 미용 산업에서도 널리 활용되는 허브이다.

로즈마리는 비타민 A가 풍부하여 식품 치료Food Therapy 분야에서도 활용된다. 특히 올리브오일로 추출한 로즈마리 인퓨즈 오일Infused Oil은 시력 보호와 간, 신장 기능 개선에 도움을 줄 수 있는 건강식품으로 알려져 있다. 또한 철분 함량이 높아 심혈관 건강을 위한 메디컬 허브로도 주목받고 있다. 로즈마리는 혈액 순환을 촉진하여 혈관 건강을 증진하는 데 기여할 수 있으며, 정기적인 섭취가 심장 질환 예방에 도움이 될 수 있다.

뿐만 아니라, 소화 기능 개선에도 도움을 준다. 전통적으로 소화 불량을 완화하고 위장 건강을 유지하는데 사용되었으며, 특히 기름진 음식을 먹은 후 로즈마리 허브티를 마시면 소화를 돕는 효과를 경험할 수 있다. 이는 로즈마리 속에 함유된 활성성분들이 위산 분비를 조절하고 소화 기관의 움직임을 원활하게 해주기 때문이다.

로즈마리와 신경계 건강

로즈마리에 함유된 주요 파이토케미컬 중 로즈마린산과 카노식산 Carnosic Acid은 강력한 항산화 작용을 하며, 뇌 신경세포 활성화에도 긍정적인 영향을 미친다. 로즈마린산이 물에 잘 녹는 수용성 성분으로 항산화와 항염작용이 있는데 비하여, 카노식산은 지용성으로 지방산화를 억제하는데 매우 효과적이다. 특히 카노식산은 최근 연구에서 노인성 치매와 알츠하이머병 Alzheimer's Disease 예방에 도움이 될 수 있다고 알려졌으며, 퇴행성 뇌 질환 Neurodegenerative Condition 과 뇌졸중 Stroke 예방 효과로 글로벌 제약업계에서도 주목을 받고 있다.

또한, 로즈마리는 신경계를 안정시키는 데에도 효과적이다. 스트레스를 완화하고 집중력을 높이는 효과가 있어, 공부하는 학생이나 장시간 업무에 집중해야 하는 직장인들에게 도움이 될 수 있다. 로즈마리 에센셜 오일은 아로마테라피에도 활용되며 긴장 완화와 기분 전환에 도움을 주는 것으로 알려져 있다.

로즈마리와 항염·항암 작용

로즈마리는 전통적으로 항염 및 항암 효과를 위해 활용되어 왔다. 현재도 '근거 중심 의학'EBM, Evidence Based Medicine을 통해 지속적인 연구가 진행되고 있으며, 건강식품과 기능성 제품으로 폭넓게 활용되고 있다.

흥미로운 점은, 한국인들이 즐겨 먹는 삼겹살과 함께 제공되는 깻잎에도 로즈마린산이 함유되어 있어, 로즈마리를 직접 섭취하지 않더라도 유사한 효능을 얻을 수 있다는 것이다. 해외에서는 바베큐 요리에 로즈마리 파우더를 첨가하여 고온 조리 시 생성되는 '발암성 화합물'Carcinogenic Compounds의 영향을 줄이는 방법이 널리 사용되고 있다.

또한 로즈마리의 항암 효과에 대한 연구도 활발히 진행 중이다. 실험 연구에서는 로즈마리 추출물이 특정 암세포의 성장을 억제하는 데 도움이 될 수 있음을 보여주었으며, 특히 유방암, 대장암, 전립선암과 같은 특정 암 유형에 긍정적인 효과를 보이는 것으로 나타났다. 이는 로즈마리가 세포 손상을 방지하고 염증 반응을 억제하는 데 중요한 역할을 하기 때문이다.

로즈마리 재배와 활용

녹색의학에서는 로즈마리를 '그린스톤'Greenstone, 綠玉, 즉 녹색 보석이라 부른다. 이 허브는 화장품, 식품 치료, 건강기능식품, 카페 메뉴,

티 블렌딩 및 오일 포뮬러 개발 등 다양한 분야에서 활용되며, 소비자들에게 여러 형태로 제공되고 있다.

로즈마리를 직접 재배하고자 한다면 몇 가지 조건을 고려해야 한다. 가정 내 화분에서 키울 경우 햇볕이 충분히 드는 장소를 선택해야 하며, 배수가 잘 되는 토양을 유지하는 것이 중요하다. 식물성 유효성분이 풍부한 로즈마리를 수확하기 위해서는 토양의 산도 pH를 6.5~8.5 수준으로 유지해야 한다. 또한, 화분을 사용할 경우 깊이가 최소 20cm 이상 되는 양질의 토양에 유기농 비료를 배합하는 것이 좋다. 로즈마리는 관리가 비교적 쉬운 허브이므로 초보자도 쉽게 기를 수 있다.

로즈마리는 가정에서도 쉽게 활용할 수 있다. 신선한 잎을 따서 차로 우려 마시거나, 고기 요리에 풍미를 더하는 허브로 사용할 수 있다. 또한 로즈마리를 건조시켜 분말 형태로 보관하면 장기간 활용할 수 있어 편리하다. 에센셜 오일로 추출하여 마사지 오일이나 디퓨저로 사용하는 것도 좋은 방법이다.

다만, 특정한 질환을 개선할 목적으로 로즈마리를 섭취하려 한다면 전문가와의 상담이 필요하다. 특히 고혈압이나 처방 약물을 복용 중인 경우에는 상호영향을 받을 수 있으므로 주의가 필요하다.

로즈마리 허브티

로즈마리의 가치를 제대로 경험하려면 직접 차로 마시는 것이 가장 좋다. 로즈마리 한 티스푼 2g을 250mL 정도의 끓는 물에 15분 동안 우려낸 후 천천히 음미해 보자. 수천 년의 역사가 몸 안 가득 퍼져가는 것을 느껴볼 수 있을 것이다. 겨울철에는 따뜻한 허브티로 체온을 유지해 줄 수 있으며, 여름철에는 시원한 미네랄워터 500mL에 로즈마리를 넣어 아이스 허브티 Herbal Iced Tea로 즐길 수도 있다.

로즈마리는 건강과 웰빙을 위한 자연의 선물이며, 그랜드 마스터 허벌리스트인 디오스코리데스가 우리에게 남긴 위대한 유산이다. 스트레스가 많고 집중력이 필요한 현대인들에게는 두뇌 건강에 도움이 되는 선물이기도 하다. 우리의 일상에 로즈마리를 조금 더 가까이 두고 활용해보자. 자연이 선사하는 작은 변화가 우리의 건강을 한층 더 풍요롭게 만들어 줄 것이다.

Vital Energy for Human Beings
인류를 위한 생명 에너지

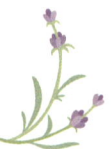

지구에서 인간의 손이 닿지 않은 천연자원은 이제 거의 찾아보기 힘들다. 대부분의 지하자원은 개발로 인해 점점 고갈되고 있으며, 자연 그대로의 모습을 유지하는 곳도 이제는 많지 않다. 그렇지만 여전히 우리 곁에 남아 있는 가장 소중한 자원이 하나 있다. 바로 식물이다.

식물이 특별한 이유는 명확하다. 지구상의 모든 생명체에게 에너지를 제공하는 공급자가 바로 식물이기 때문이다. 하늘을 나는 새, 초식동물과 육식동물, 바닷속의 물고기 그리고 우리 인간까지 모두 식물이 만들어낸 에너지를 통해 살아간다. 하지만 우리는 자주 이 사실을 잊곤 한다. 소중한 녹색자원을 가장 소홀히 여기는 존재는 어쩌면 우리 인간일지도 모른다.

식물, 생명의 마법사

녹색의학에서는 식물을 소비하는 자원이 아니라, 무無에서 유有를 창조하는 존재로 본다. 식물은 물과 흙, 빛과 공기를 이용해 생명력을 만들어내는 마법 같은 능력을 가지고 있기 때문이다. 그 덕분에 지구의 모든 생명체가 살아갈 수 있는 것이다. 건강과 의료 분야에서 일하는 사람이라면 이런 식물의 가치를 기본적으로 이해해야 한다. 마치 요리사가 좋은 재료를 알아야 하듯 말이다.

식물은 성장하기 위해 자연의 다양한 원료를 활용한다. 비가 내리면 토양이 수분을 가득 머금고, 식물의 잎과 줄기가 떨어져 미생물에 의해 분해되며 자양분을 이룬다. 암반 속 미네랄은 흙으로 스며들고, 공기 중의 이산화탄소는 식물의 호흡을 통해 흡수된다. 광합성'Photosynthesis은 이 모든 요소들이 모여 만드는 경이로운 과정이다. 마치 보이지 않는 식재료를 조합해 멋진 요리를 만들어내는 요리사처럼 말이다. 식물은 자연이 준 원료들을 조화롭게 활용해 생명의 에너지를 만들어 자신의 생존을 위해 사용하며, 다른 생명체에게도 나눔을 통해 제공한다.

광합성, 생명의 시작

이 모든 과정에서 가장 중요한 것이 바로 태양 에너지 Solar Energy 이다. 식물은 태양빛을 활용해 새로운 생명 에너지를 만들어낸다. 그 결과물이 바로 '포도당' Glucose, C6H12O6 이다. 포도당은 지구상의 모든 생명체가 살아가는데 필요한 기본적인 에너지원이다. 우리가 흔히 말하는 탄수화물 Carbohydrate 이라는 명칭도 이러한 광합성의 의미를 지니고 있다.

 식물이 만들어내는 성분은 크게 두 가지로 나뉜다. 하나는 영양성분을 의미하는 파이토뉴트리언트 Phytonutrients, 다른 하나는 특별한 약리적 효과가 있는 파이토케미컬 Phytochemicals 이다. 물론 모든 식물이 좋은 것만 가지고 있는 것은 아니다. 일부 식물에는 인체에 해로운 독성 Phytotoxic 도 포함되어 있다. 이러한 이유로 식물 성분을 활용하는 과정에 주의가 필요하다.

생태계의 순환과 대사활동

우리가 식물을 먹으면, 식물 속의 포도당이 몸속에서 에너지원으로 변환된다. 이 과정이 바로 '소화' Digestion 다. 식물과 인간의 몸속에서 일어나는 생화학적 과정은 놀랍게도 유사하다. 식물은 태양을 이용해 포도당을 만들고, 우리 몸은 음식을 소화해 포도당을 흡수하기 때문이다.

식물은 남은 에너지를 전분 Starch 형태로 저장하는데, 감자나 쌀 같은 곡물에서 우리가 얻는 탄수화물이 바로 이것이다. 반면, 초식동물들은 식물을 먹고 포도당을 글리코겐 Glycogen으로 변환해 근육과 다른 장기에 저장한다. 그리고 육식동물이나 인간이 초식동물을 섭취하면서 이 에너지는 다시 한번 대사활동으로 순환된다. 결국, 지구상의 모든 생명체는 식물을 중심으로 연결된 하나의 거대한 에너지 네트워크 안에서 살아가고 있는 것이다. 녹색의학은 식물의 이러한 역할에 주목한다.

진화론과 창조론

녹색의학은 단순히 허브나 식물의 효능을 배우는 학문이 아니다. 영양학, 식물학, 약리학의 기초를 바탕으로 우리가 마시는 한 잔의 허브티가 우리 몸에 어떤 영향을 주는지, 어떻게 건강을 지켜주는지를 탐구하는 과정이다. 그리고 그것을 넘어, 자연과 인간이 어떻게 조화롭게 살아갈 수 있는지도 배우는 길이다.

신이 인간을 창조했다면, 우리가 살아가는 데 필요한 것이 무엇인지 누구보다 잘 알고 있었을 것이다. 그래서 이런 생각을 하기도 한다. 신이 인간을 너무 사랑해서 식물을 우리 곁에 두고 생명의 에너지를 지속적으로 공급할 수 있도록 배려해 주는 것은 아닐까? 이런 생각을 하다 보면 진화론이든 창조론이든 그 논쟁이 무슨 의미가 있을까 싶다. 중요한 것은, 식물과 자연을 통해 우리가 삶의 의미를 배울 수 있다는 것 아닐까?

　신비로운 식물의 세계를 깊이 공부하다 보면, 그 끝에는 언제나 같은 메시지가 있다는 것을 깨닫게 된다.

　'나눔' Sharing.

　자연은 언제나 나눔을 위해 존재하고 있다.

Herbalist's Atelier

친환경 생활건강, 데이 타임

차 한 잔의 여유는 몸과 마음을 돌보는 작은 의식과도 같다. 하루 일정에 맞추어 적절하게 허브티를 선택하면, 생체리듬을 균형있게 유지하고 필요한 에너지를 효율적으로 관리할 수 있다.

오전 10시~11시: 활력 보충과 집중력 향상

아침을 먹은 후 점심까지 애매한 시간대. 특히 전날 늦은 야근이나 술자리로 인해 피로가 쌓였다면, 이때는 허브티로 부족해진 에너지를 보충해줄 필요가 있다. '인삼' Ginseng 과 '계피' Cinnamon 를 사용해보자. 혈액순환을 촉진하고 몸을 따뜻하게 해주며, 집중력을 높이는 데 도움을 줄 수 있다. 준비된 허브티를 천천히 음미하며 회복되는 에너지도 느껴보자.

Company Animals in Green
허브를 아는 강아지

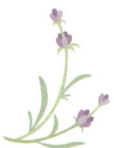

반려동물의 시대가 도래했다. 늘어나는 반려동물 가구수는 현대인의 정신적, 사회적 건강과도 깊은 관계가 있다. 인간 관계에서 스트레스를 받는 현대인들이 동물에게서 정신적 위안을 얻고 있다는 의미이기도 하다. 보호자에게 반려동물은 그저 동물이 아니다. 인간의 감정을 어루만지는 힐러Healer의 역할을 하고 있기 때문이다. 그렇다면 보호자의 건강만큼이나 반려동물의 건강도 소중하지 않을까? 보호자와 반려동물이 함께 건강하고 행복할 수 있는 친환경 건강생활에 대하여 이야기해보자.

동물의 본능적 선택

"강아지도 허브를 즐길 수 있을까?" 물론이다. 오히려 동물은 사람보다 허브를 더 잘 이해하고 직관적으로 받아들이는 존재이다. 인간은 필요에 따라 자연을 개발하거나 파괴하지만, 동물은 오랜 세월 자연과 조화를 이루며 공존해 왔다. 18세기까지만 해도 허브는 인류 건강을 위해 중요한 수단으로 활용되었다. 하지만 20세기 제약 산업의 성장으로 합성 의약품이 대량 생산되고 보편화되면서, 기능성 식물인 허브의 가치는 사람들의 관심에서 점차 잊혀져 갔었다.

21세기가 시작되면서 건강에 대한 개념과 의약품에 대한 인식에 큰 변화가 나타나기 시작했다. 건강을 잘 관리한다는 것을 단순히 질병을 적절하게 치료하는 것으로만 보지 않고, 자연치유력과 면역력 강화 등 보다 적극적으로 스스로의 건강을 관리하는 예방의학적 흐름이 대세가 된 것이다. 이러한 변화에 따라, 사람들은 다시 자연으로 눈을 돌리고 있다. 수천 년에 걸친 인류 생존의 해답이 자연 속에 깃들어 있기 때문이다. 그리고 지금 그 잃어버린 보물을 되찾으려는 본능이 다시 깨어나고 있다.

이를 증명하듯, 홀로 남겨진 유기견들은 본능적으로 숲을 찾아가거나, 숲과 가까운 곳에 은신처를 마련한다. 단지 인간으로부터 자신을 보호하려는 행동일까? 그렇지 않다. 건강에 이상이 생긴 동물들은 숲에서 특정 풀이나 잎을 씹어 삼키곤 하는데, 이러한 행동은 자연을 통해 스스로 치유하는 방법을 알고 있다는 증거이다. 자연이 모든 생명체에게 가장 큰 안식처라는 사실을 동물들은 본능적으로 알고 있는 것이다. 이는 마치 건강을 위해 환경이 좋은 전원주택을 준비하면서, 주변의 의료 인프라까지 함께 고려하는 인간의 모습과도 닮아 있다.

보호자도 알아야 산다

해외에서는 반려동물의 건강과 웰빙을 위해 메디컬 허브를 활용하는 전문 허벌리스트 Herbalist 들이 활동하고 있다. 최근 한국에도 반려동물을 위한 허브 제품들이 다양하게 소개되고 있으며, 관련 연구도 활발해지고 있다. 보호자에게 반려동물은 가족이자 친구이며, 인생을 함께하는 동반자다. 그렇기에 가장 좋은 것을 주고 싶은 마음은 당연한 것이다. 하지만 반려동물 산업을 들여다보면 과연 이 제품이 진정 반려동물을 위한 것인지, 아니면 보호자의 사랑을 상업적으로 이용하는 마케팅인지 구별하기 어려운 경우가 적지 않다.

허브는 식물성 유효성분과 유효작용이 검증된 식물을 말한다. 따라서 "허브는 건강에 좋다"는 막연한 믿음으로 시작할 것이 아니라, "어떤 허브를, 어떻게 사용해야 좋은가?" 라는 구체적인 접근이 필요하다. 모든 허브가 반려동물에게 이로운 것은 아니다. 품종과 나이, 습성, 활동성 그리고 질병 여부에 따라 허브를 선택하고, 적용방법과 용량도 신중하게 결정해야 한다. 때로는 반려동물의 특성에 따라 섭취를 피해야 하는 허브도 있다.

허브의 오남용은 제품을 판매하는 기업만의 문제가 아니다. 보호자 스스로도 허브에 대한 올바른 지식을 갖추는 것이 중요하다. 예를 들어, 인터넷에서 떠도는 정보를 맹신하고 강아지에게 아로마 오일을 사용하는 것은 신중해야 한다. 어떤 보호자는 블로그 홍보 글을 보고 5개월 된 말티즈 강아지에게 디톡스 허브 파우더를 먹인 후, 후유증으로 고통을 겪은 사례도 있었다. 허브는 품질도 중요하지만, 적절한 용량Dosage과 사용법이 더욱 중요하다.

강아지는 인간으로 비유하면 5세 미만 영유아 수준의 대사활동Metabolism을 가지고 있다. 이를테면, 카모마일 티 한 잔을 성인이 마시는 것은 문제가 없지만 강아지에게는 그 양의 1/4 미만으로 시작하는 것이 안전하다는 뜻이다. 결국 반려동물의 건강관리 책임은 보호자에게 있다. 전문가나 의료인의 도움은 당연히 필요하지만, 그 처방과 해법을 충분히 이해한 뒤 최종 결정은 보호자가 해야 한다. 특히 질문 없는 맹신은 반려동물에게 위험할 수 있다.

반려동물 미용과 허브

반려동물 미용 산업에도 허브의 사용이 점차 늘고 있다. 특히 아로마 오일과 같은 에센셜 오일을 많이 활용하고 있는데, 이는 강한 휘발성과 방향성을 지니고 있어 반려동물에게는 각별한 주의가 필요하다.

강아지와 고양이는 사람과 다른 생리학적 특징을 가지고 있으며, 앞에 언급한 대로 대사활동에 큰 차이가 있다. 특히 후각을 담당하는 신경수용체, 후각전구 Olfactory Bulbs 는 견종에 따라 사람보다 최대 1만 배 이상 민감하다는 점을 보호자가 인지하고 있어야 한다.

따라서 후각신경을 통해 허브를 적용하는 것에는 고도의 전문성이 필요하다. 반려동물에 대한 아로마 효과 연구는 아직 신뢰할만한 수준에 이르지 못했다. 오히려 강한 향기 성분이 반려동물에게 스트레스를 유발할 가능성을 고려해야 한다. 그렇다면 반려동물의 목욕이나 마사지를 위하여 허브를 사용할 때는 어떻게 하는 것이 좋을까?

에센셜 오일을 직접 사용하는 대신 허브티를 활용해 보자. 품질 좋은 허브티를 인퓨즈 Infuse 해서 목욕물에 섞거나 피모마사지에 사용하는 것이 보다 안전한 방법이다. 허브티에 추출된 수용성 파이토케미컬 성분은 피부 관리에 도움을 주고, 건강한 피모를 유지하는데도 효과적이다. 게다가 허브티에는 향기 성분이 이미 안전하게 희석되어 있기에 아로마 효과까지 누릴 수 있으니 일석이조이다.

반려동물 산업, 새로운 가능성

반려동물은 오직 보호자만을 바라본다. 보호자를 전폭적으로 신뢰하는 가족이자, 주는 음식과 보살핌을 의심 없이 받아들이는 존재이다. 그래서 보호자는 더욱 현명하고 신중해야 한다. 보호자의 잘못된 판단은 자칫 반려동물의 고통으로 이어질 수도 있기 때문이다. 건강을 위해 허브를 활용하려면 정확한 지식에 기반한 선택이 필요하다.

녹색의학에서 반려동물은 자연생태계를 구성하는 중요한 한 축軸이다. 자연과 인간을 연결하는 매개자이며, 지구라는 어머니의 사랑 안에서 태어난 같은 형제와 자매로 여긴다. 이러한 철학은 녹색의학을 공부한 전문가들이 공통적으로 추구하는 가치관이기도 하다. 반려동물과 함께 친환경 건강생활을 지향하는 비즈니스 전문가라면 이러한 철학은 더욱 소중할 것이다.

21세기의 비즈니스 혁명은 첨단 IT 산업이나 AI 인공지능 산업에만 국한되지 않는다. 자연과 생명 그리고 건강을 중심으로 한 파이토테라피 산업에서도 무한한 가능성이 열리고 있다. 반려동물과 허브 그리고 사람이 자연 속에서 하나로 연결되어 있다는 사실을 깨닫는다면, 우리는 더 건강하고 행복한 삶을 꿈꿀 수 있다.

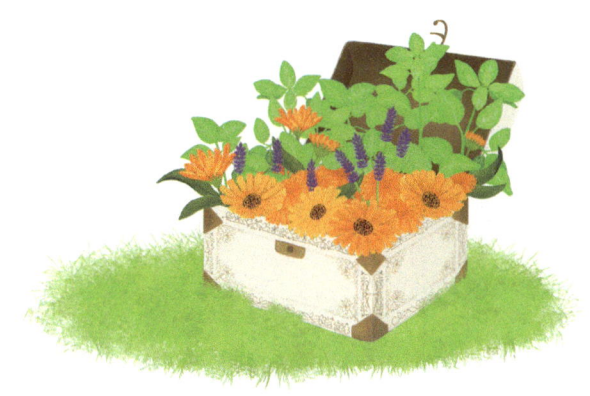

Peppermint for Food Therapy
페퍼민트와 푸드테라피

'푸드테라피'Food Therapy, 즉 '식품치료'라는 개념이 최근 많은 관심을 받고 있다. 푸드테라피는 식단관리를 넘어, 음식이 신체에 미치는 긍정적인 영향을 연구하고 활용하는 분야다. 특히 식물은 푸드테라피의 주요 식재료이며, 그 중에서도 허브의 가치는 매우 중요하다. 허브에 대한 이해 없이 푸드테라피를 논하기 어려울 정도이다. 최근 음식과 의학을 연결하는 중요한 매개체로 메디컬 허브가 주목받고 있으며, 이를 활용하는 새로운 패러다임Paradigm도 이미 시작되었다. 그 대표적인 예로 '페퍼민트'Peppermint를 살펴보자.

페퍼민트의 전통적 가치

페퍼민트는 향신료 Spices로 사용될 뿐만 아니라, 전통적인 의약품의 원료로도 널리 사용되어 왔다. 히포크라테스가 강조한 "음식이 곧 약이다"라는 철학과도 맞닿아 있는 허브라고 할 수 있다. 우리가 음식을 섭취하면 인체는 이를 분해하기 위해 다양한 효소와 소화액을 분비한다. 그 중 담즙 Bile 은 지질 Lipid 소화에 중요한 역할을 한다. 간에서 생성된 담즙은 담낭 Gallbladder 에 저장되었다가 십이지장 Duodenum 으로 이동해, 우리가 섭취한 기름진 음식의 소화를 돕는다.

페퍼민트는 이러한 담즙 분비를 원활하게 하고, 소화 과정을 촉진하는 효과가 있다. 이 때문에 육류 중심의 서양 음식문화에서 식사 후 디저트 메뉴로 즐기는 것이 일반적이다. 이러한 녹색의학적 이론을 바탕으로, 고객의 건강을 고려한 맞춤형 식단을 구성하는 요리사 출신의 국제 허벌리스트도 점차 늘어나고 있다.

영양학적 가치와 항산화

페퍼민트는 단순히 소화를 돕는 것에 그치지 않고, 영양학적으로도 뛰어난 가치를 지닌 허브이다. 망간, 비타민 C, 비타민 A가 풍부하며, 특히 '베타카로틴' Beta Carotene 과 '카로티노이드' Carotenoid 성분이 다량 함유되어 있어 '항산화' Antioxidant 효과도 탁월하다. 페퍼민트에 포함된 항산화 성분은 비타민 C와 함께 섭취될 경우 대장암 발생 위험을

Mentha piperita

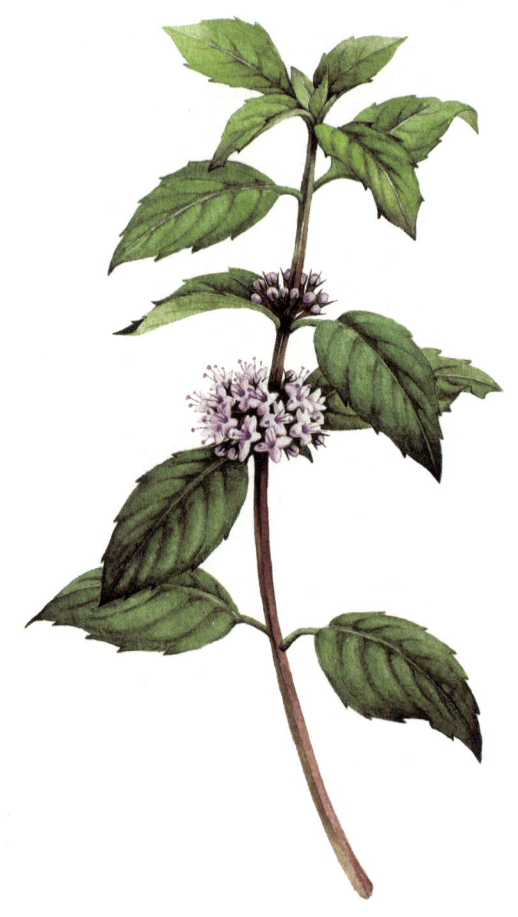

현저히 낮추는 데 도움이 된다는 연구 결과도 있다.

또한 현대인들에게 중요한 '활성산소'Free Radicals 억제에도 기여한다. 신체 노화를 촉진하고 다양한 질병을 유발하는 원인 중 하나는 활성산소이며, 페퍼민트의 항산화 성분은 이를 효과적으로 중화하는 역할을 한다. 뿐만 아니라 페퍼민트에는 섬유소, 엽산, 철분, 마그네슘, 칼슘과 같은 미네랄이 풍부하게 함유되어 있으며 비타민 B_2도 다량 포함되어 있다. 또한, 건강한 지방산인 오메가-3가 포함되어 있어 심혈관 건강에도 긍정적인 영향을 줄 수 있다. 무엇보다도 칼로리가 낮아 다이어트 식품으로도 적합하다.

페퍼민트와 토마토

푸드테라피에 관심이 있거나 요리를 좋아하는 사람이라면 페퍼민트를 활용한 다양한 레시피에 도전해 보자. 만약 저녁 식사로 기름진 음식을 섭취했다면, 자기 전에 페퍼민트 허브티 한 잔을 마시는 것이 도움이 될 것이다. 허브티는 위와 장을 편안하게 하며 소화를 원활하게 도와준다.

페퍼민트를 요리에 활용하는 방법도 다양하다. 예를 들어, 가지 요리를 할 때 마늘, 고추와 함께 다진 페퍼민트 잎을 넣으면 풍미를 더할 수 있다. 샐러드를 만들 때 양파와 오렌지 그리고 다양한 과일과 함께 다진 페퍼민트를 추가하면 상쾌한 맛을 즐길 수 있다.

특히, 페퍼민트와 토마토의 궁합은 매우 뛰어나다. 토마토 수프에 페퍼민트 파우더를 첨가하면 상쾌한 풍미가 더해져 요리의 가치를 높일 수 있다. 뿐만 아니라, 토마토의 '리코펜'Lycopene은 남성 전립선 건강과 관련해 자주 언급되는 파이토케미컬로 페퍼민트의 항산화 성분과 결합하면 건강에 더욱 긍정적인 영향을 미친다.

이스라엘의 건강비결, 리모나나

페퍼민트를 활용한 건강음료 중 가장 대표적인 것은 '리모나나'Limonana이다. 이스라엘과 중동 지역에서 널리 사랑받는 이 음료는 레모네이드와 비슷한 상큼한 맛이 특징이다. 만들기도 간단해 누구나 쉽게 따라 할 수 있다.

리모나나 기본 레시피:

- 레몬주스 ½컵
- 신선한 페퍼민트 잎 ¼컵
- 설탕 또는 꿀 2~3스푼
- 미네랄워터 200mL

이 재료들을 믹서기에 넣고 빠르게 갈아주면 새콤하고 청량한 리모나나가 완성된다. 여름철에는 얼음을 함께 블렌딩해 더욱 시원한 맛을 즐길 수 있다. 리모나나는 더운 날씨에 갈증을 해소하는데 탁월할 뿐만 아니라, 신체에 필요한 비타민 C와 항산화 성분을 공급해

주는 훌륭한 건강음료다.

푸드테라피와 메디컬 허브

푸드테라피는 먹는다는 즐거움을 넘어, 특정한 건강목적을 위해 맞춤형 식단을 디자인하는 것이다. 허브는 이러한 푸드테라피 산업에서 빼놓을 수 없는 중요한 요소이다. 그 예로 우리가 살펴본 것처럼 페퍼민트는 소화 건강과 항산화 효과를 모두 갖춘 탁월한 허브다. 기름진 음식을 섭취한 후 페퍼민트 허브티 한 잔으로 속을 달래거나, 요리의 풍미를 더하는 향신료로 활용하는 등 다양한 방식으로 푸드테라피 산업에서 활용해 볼 수 있다.

건강한 삶을 위한 작은 변화는 식탁에서 시작된다. 허브를 활용한 푸드테라피는 현대인의 바쁜 일상 속에서 건강을 지키는 실질적인 방법이 될 수 있다. 자연의 힘을 우리 몸에 가장 효과적으로 흡수하는 최적의 선택이기 때문이다.

The Story of Healthy Dining
메디컬 허브와 건강한 밥상

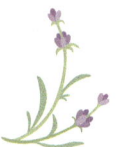

허브를 이야기할 때 빼놓을 수 없는 주제가 있다. 바로 건강Health이다. 현대의학이 눈부신 발전을 이루면서 인류의 건강과 수명에 커다란 변화를 가져왔다. 정밀한 진단 장비, 세분화된 치료법, 복잡한 약물 처방은 분명 우리의 삶을 편리하게 해주었다. 그러나 과학기술이 이토록 발전하기 이전, 인간은 어디에서 건강의 해답을 찾았을까? 인류는 오랜 세월 동안 자연에서 얻은 지혜를 바탕으로 건강을 관리해 왔다. 그렇다면 과연 오래전 고대 시대에는 어떤 방식으로 질병을 예방하고 치료했을까?

고대 그리스 시대의 허브

히포크라테스는 건강을 유지하는데 있어 자연의 역할을 강조했다. 흔히 알려져 있는 "음식이 곧 약이다"라는 그의 철학은 일상 속 식탁의 중요성을 나타낸다. 하지만 당시 시대적 배경과 히포크라테스의 역할을 깊이 이해한다면 그가 진정으로 전하고자 했던 것은 "음식이자 약이 되는 허브"라는 개념임을 알 수 있다. 그는 건강을 유지하기 위해 허브와 같은 자연 식물의 역할을 강조했으며, 이러한 개념은 오늘날까지도 유효하다.

고대인들은 허브를 단순한 음식 재료가 아니라 몸과 마음을 치유하는 중요한 도구로 여겼으며, 이러한 전통은 수천 년에 걸쳐 현대인의 밥상까지 이어져 오고 있다. 고대 그리스 시대부터 오늘날까지 약 3천 년이 넘는 긴 시간 동안 우리의 건강을 지켜온 대표적인 허브들을 살펴보자.

바질(Basil)

고대 그리스에서는 '바실리코스' Vasilikos 라 불리며, 신성한 허브로 여겨졌다. 바질은 다년생 식물로 환경 적응력이 뛰어나 겨울철에도 실내 화분에서 재배가 가능하다. 고대 그리스인들은 바질을 토마토와 함께 요리에 활용했으며 야채수프, 샐러드, 해산물, 육류 등과 조화를 이루는 허브로 사용했다.

로마 시대에는 바질이 식탁에서 모습을 감춘 시기도 있었다. 기원후 330년경, 콘스탄티누스 황제의 어머니 '성 헬레나'Saint Helena는 예수 그리스도의 처형에 사용된 '성 십자가'The Holy Cross를 바질이 무성한 숲에서 발견했다. 이 사건 이후 로마에서는 바질을 성스러운 허브로 여겨 식용을 금지하기도 했다.

오늘날 바질은 건강을 위한 허브로 다시 주목받고 있다. 신선한 바질에는 '오리엔틴'Orientin과 '바이세닌'Vicenin이라는 파이토케미컬이 함유되어 있어 DNA 손상을 예방하고 항산화 작용을 한다. 또한, 바질에 함유된 휘발성 성분은 포도상구균이나 O-157 같은 유해균의 성장을 억제하여 강력한 항균작용을 한다. 바질 오일은 면역력 증진만이 아니라 심신의 안정에도 도움이 되는 것으로 알려져 있다.

민트(Mint)

고대 그리스에서는 민트를 '디오즈모스'Dyosmos라고 불렀으며, 소화 기능을 돕고 건강을 유지하는 메디컬 허브로 널리 사용했다. 그중 페퍼민트Peppermint와 스페어민트Spearmint가 대표적으로, 다양한 요리와 음료에 활용되어 왔다. 특히 스페어민트는 건조 후에도 맛과 향이 유지되어, 고대 그리스인들이 애용한 허브 중 하나였다.

이처럼 민트는 사랑받는 허브였을 뿐 아니라 군사들에게도 큰 영향을 미쳤다. 히포크라테스는 민트가 남성의 생식능력을 저하시킨다고 믿었고, 알렉산더 대왕 시대에는 민트를 남성 최음제로 여겨, 전쟁 중 군사들에게 금지하기도 했다. 현대에 들어서는 페퍼민트 오일이 집중력을 높이고 두통 완화에 도움을 준다는 연구 결과가 발표되었으며, 구강 건강을 위한 청결제의 원료로도 사용되고 있다.

파슬리(Parsley)

파슬리는 고대 그리스에서 '마이다노스'Maidanos라 불리며, 건강식품으로 널리 애용되었다. 비타민 B1, B2, C, A 함량이 높아 면역력을 강화하고 신체 기능을 향상시키는 중요한 허브였다. 파슬리의 비타민 C 함량은 일반 양배추보다 최대 24배 많으며, 비타민 A 함량은 거의 100배에 이른다.

현대 약물학의 아버지이며, '그랜드 마스터 허벌리스트'Grand Master Herbalist로 불리는 '디오스코리데스'Dioscorides는 그의 약물학 저서에서 파슬리 씨앗이 비뇨기계와 호흡기 건강 그리고 여성 건강에 유익하다고 주장했다. 또한, 고대 로마인들은 파슬리를 목걸이로 만들어 착용함으로써 땀을 흡수하고 체취를 제거하는 데 활용하기도 했다. 최근 연구에서는 파슬리의 휘발성 오일 성분이 종양의 성장을 억제하는 효과도 있는 것으로 밝혀졌다.

파슬리는 고급 요리의 장식용 허브가 아니라, 실제로 건강을 증진시켜줄 자연 치료제로도 활용될 수 있다. 주스로 만들어 마시거나 신선한 채소와 함께 섭취하면 해독 작용을 돕고 신장 기능을 강화하는 데 효과적이다.

허브와 친환경 건강생활

고대 그리스 시대부터 현대까지 이어져 온 허브들은 오늘날에도 여전히 우리 건강을 지키는 중요한 자원으로 활용되고 있다. 과거에는 생존을 위한 도구였던 허브들이 이제는 건강한 라이프스타일을 위한 필수 요소가 되었다. 바질, 민트, 파슬리와 같은 허브들은 향신료 이상의 가치를 지니며, 우리 몸을 보호하고 건강을 증진시키는 자연의 선물이다.

오늘날 우리는 다양한 방식으로 허브를 활용할 수 있다. 허브티로 마시거나 요리에 넣어 풍미를 더하고, 에센셜 오일로 활용하는 등 일상 속에서 자연의 치유력을 경험할 수 있다. 또한, 허브의 효능을 과학적으로 연구하고 이를 현대의학과 접목하려는 시도도 활발히 이루어지고 있다.

수천 년을 우리와 공존하며 건강한 밥상을 지켜온 허브들은 오늘날에도 여전히 그 가치를 잃지 않고 있다. 사랑하는 가족의 건강을 위해, 오늘 한 끼 식사에 허브를 더해보는 것은 어떨까? 자연이 선물한 작은 잎 속에는 우리가 생각하는 것보다 더 깊은 지혜와 치유의 힘이 담겨 있을지도 모른다.

Health Benefits of Iced Tea
시원한 선택, 따뜻한 지혜

해마다 기후변화의 속도가 빨라지면서 여름철 더위도 점차 극심해지고 있다. 계절의 변화는 이제 거스를 수 없는 흐름이 된 것일까? 한국의 여름은 장마와 함께 높은 습도를 동반하며 이는 피부나 소화계, 신경계 등 인체에 다양한 영향을 미친다. 30도가 넘는 불볕더위가 일상이 되어가는 여름철에는 외출을 자제하고 직사광선을 피하는 것은 물론, 충분한 수분 섭취를 통해 체내 '전해질 균형' Electrolyte Balance을 유지하는 것이 중요하다.

아이스 허브티 vs. 따뜻한 허브티

여름철 건강을 위한 허브티 한 잔은 현명한 선택이 될 수 있다. 허브티는 식물성 영양성분과 유효성분을 함께 보충하는 좋은 방법이기 때문이다. 하지만 무더운 여름에는 따뜻한 허브티를 마시는 것이 부담스러울 때도 있다. 그렇다면 건강을 위해 참고 마셔야 할까? 아니면 시원한 아이스 허브티 Iced Herbal Tea 는 어떨까? 어느 것이 더 좋은 선택일지, 따뜻한 허브티 Hot Herbal Tea 와 아이스 허브티에 대하여 생각해 보자.

우선, 허브티가 건강에 이롭다는 사실은 이제 많은 사람들이 알고 있다. 그렇다면 허브티는 어떤 점에서 건강에 도움이 되는 것일까? 국제 허벌리스트는 허브티를 마셔야 하는 이유로 세 가지를 강조한다.

첫째, 파이토뉴트리언트 Phytonutrients, 즉 식물성 영양성분 때문이다. 허브티는 특히 물에 잘 녹는 수용성 영양성분 Water Soluble Nutrients 을 섭취할 수 있는 좋은 방법이다.

둘째, 특정 목적에 맞는 식물성 유효성분, 즉 파이토케미컬 Phytochemicals 을 효과적으로 추출해 섭취할 수 있다는 점이다. 각 허브에는 고유한 효능을 가진 식물성 유효성분이 포함되어 있으며, 물을 통해 이를 쉽게 섭취할 수 있다.

셋째, 아로마테라피 효과이다. 허브티를 우리는 동안 머그잔에서 퍼지는 향기는 고농축 허브 오일을 사용하는 것과 유사한 효과를 주어 별도의 아로마 오일 없이도 심신을 안정시키는 데 도움이 된다.

허벌리스트가 제공하는 다양한 서비스 중에서도 허브티가 가장 선호되는 이유는 인체 흡수율이 높기 때문이다. 물을 매개로 하여 허브의 유효성분이 신체에 빠르게 흡수되기 때문에, 허브티는 건강음료로 꾸준히 주목받고 있다.

무엇이 더 좋을까?

무더운 여름철, 허브티를 따뜻하게 마시는 것이 좋을까? 아니면 시원한 아이스 티로 마시는 것이 나을까? 결론부터 말하자면, 건강한 일반인에게는 두 방법 사이에 큰 차이가 없다. 특정 질환이 없고 전반적으로 건강한 경우라면 아이스 허브티와 따뜻한 허브티 모두 허브의 유효성분을 섭취하는 효과적인 방법이 될 수 있다.

허브티의 주요 성분 중 하나인 항산화 성분 Antioxidants 을 예로 들어보자. 허브티는 '천연 항산화제' Natural Antioxidants 라고 불릴 만큼 다양한 항산화 물질을 포함하고 있어, 인체내 '활성산소' Free Radicals 를 제거하는 데 도움을 준다. 항산화 능력을 측정하는 방법의 하나로 '오라크' ORAC: Oxygen Radical Absorption Capacity 수치가 사용되는데, 이 수치는 해로운 활성산소를 얼마나 효과적으로 중화할 수 있는지 보여준다.

미국 농무부 USDA는 하루 섭취 권장량으로 약 3,000~3,500 ORAC 정도를 권장하고 있다. 예를 들어, 항산화 식품으로 잘 알려진 블루베리 한 컵을 섭취하면 약 1,000 ORAC 정도의 항산화 효과를 얻을 수 있다. 허브티를 이 기준에 적용해 보면, 가장 좋은 방법은 따뜻한 미네랄워터에 직접 우려 마시는 것이다. 하지만 아이스 허브티를 선호한다면, 우선 뜨거운 허브티를 우린 후에 이를 냉장 보관하여 오버나이트 인퓨즈 티 Overnight Infused Tea로 마시는 것도 항산화 성분 보존에 효과적이다. 이렇게 하면 따뜻한 허브티와 비교해도 항산화 효과에 차이가 거의 없다.

건강한 여름 나기

녹색의학에서는 아이스 허브티의 냉장 보관 기간을 최대 72시간으로 제한하고 있다. 이는 유효성분의 소멸만이 아니라, 세균 등에 의한 2차 오염을 방지하기 위함이다. 또한, 허브티를 너무 오래 보관하면 맛과 향이 떨어질 수 있으므로 가급적 24시간 이내에 마시는 것을 추천하고 있다.

아이스 허브티를 더 맛있고 건강하게 즐기고 싶다면, '시트러스' Citrus 계열의 과일과 함께 블렌딩하는 것을 추천한다. 예를 들어, 오렌지나 레몬을 허브티에 넣으면 상큼한 맛과 함께 항산화 효과를 더욱 높일 수 있다. 또한, '빌베리' Bilberry나 '라즈베리' Raspberry와 같은 베리를 활용하면 더욱 맛있는 아이스 허브티를 만들 수 있다.

최근 웰빙과 친환경 건강생활에 대한 관심이 높아지면서, 여름철 시원한 건강음료로 허브티를 찾는 사람들이 많아지고 있다. 이에 따라 건강을 위한 허브티를 직접 만들기 위해 파이토테라피를 배우려는 이들도 늘고 있다. 허브티의 항산화 효과를 유지하면서 풍미도 좋은 허브티 음료라면, 건강한 여름을 보내는 데 더욱 도움이 될 것이다. 특히, 땀을 많이 흘리는 여름철에는 수분 보충이 필수적이므로, 차가운 허브티 한 잔으로 건강을 지키는 것도 훌륭한 선택이 될 것이다.

Herbalist's Atelier

녹색 설탕

녹색의학에서 말하는 녹색 설탕 Green Sugar 은 바로 '스테비아' Stevia 라는 메디컬 허브를 의미한다. 스테비아의 학명은 '스테비아 리바우디아나' Stevia rebaudiana 이며, 스테비올 Steviol 과 스테비오사이드 Stevioside 라는 파이토케미컬을 함유하고 있다. 허브의 품질에 따라 다르지만, 일반 설탕보다 약 200~300배의 단맛을 내는 특징이 있다.

최근 천연 감미료에 대한 관심이 커지면서, 뉴질랜드 허벌리스트들은 스테비아를 일반 설탕의 대체제로 활용하고 있다. 세계적인 탄산음료 회사들도 건강을 고려한 신제품 개발에 스테비아를 적극적으로 사용하고 있으며, 점점 더 많은 식품 산업에서 활용되고 있다.

Diversity of Tea Culture
다양한 차(茶) 문화(文化)

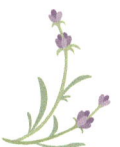

"허브티를 안 드시고 전통차를 드세요?" 고국을 방문할 때면 지인들에게 대만이나 뉴질랜드의 우롱차를 선물하곤 한다. 그럴 때 가끔 이런 질문을 받는다. 그러면 나는 웃으며 답한다. "전통차도 허브입니다."

허브를 정확히 정의하자면, "검증된 유효성분과 영양성분을 통해 건강에 도움을 주는 유효작용이 있는 식물"이라고 할 수 있다. 하지만 허브에 대한 올바른 개념을 소개하는 일은 생각보다 쉽지만은 않다. 한의학 전문가들 중에서도 허브를 서양 식물로만 여겨 한국인과는 궁합이 잘 맞지 않는다고 말하는 경우가 있다. 전통 다도茶道 모임에서도 허브티를 단순히 서양의 차 Tea로 인식하는 모습을 보면서, 허브에 대한 오해가 여전히 깊다는 것을 실감하기도 한다.

허브와 전통차

우리의 전통 한약 제품을 해외에 판매할 때, 그 표기를 어떻게 할까? 한국의 대표적 건강식품인 고려인삼 제품은 해외시장에서는 "Korean Herbal Supplement"라는 이름으로 판매된다. 이는 "한국의 약용 식물로 만들어진 허브 건강식품"이라는 의미이다.

전통차茶를 다루는 사람들은 차나무의 품종과 재배 지역의 중요성을 잘 알고 있다. 나 역시 녹차와 우롱차를 즐겨 마시지만 선호하는 원산지는 각각 다르다. 차 Tea는 동남아시아에 널리 분포되어 있는 식물로, 학명은 '카멜리아 사이넨시스' Camellia sinensis 이다. 잎을 주로 사용하는 카멜리아는 동백꽃과 같은 과科의 식물로 아름다운 꽃을 피운다. 그 유효성분 또한 오랜 역사 속에서 검증되고 연구되어 왔다. WHO 세계보건기구의 메디컬 허브 관련 연구 논문과 식물학 사전에서도 볼 수 있는 허브이다.

녹색의학에서는 녹차나 홍차 같은 전통차들을 별도로 구분하지 않는다. 녹색의학에서 바라보는 식물은 그것들이 지니고 있는 유효성분과 유효작용에 초점을 두고 있기 때문이다. 뉴질랜드 국제 허벌

Camellia sinensis

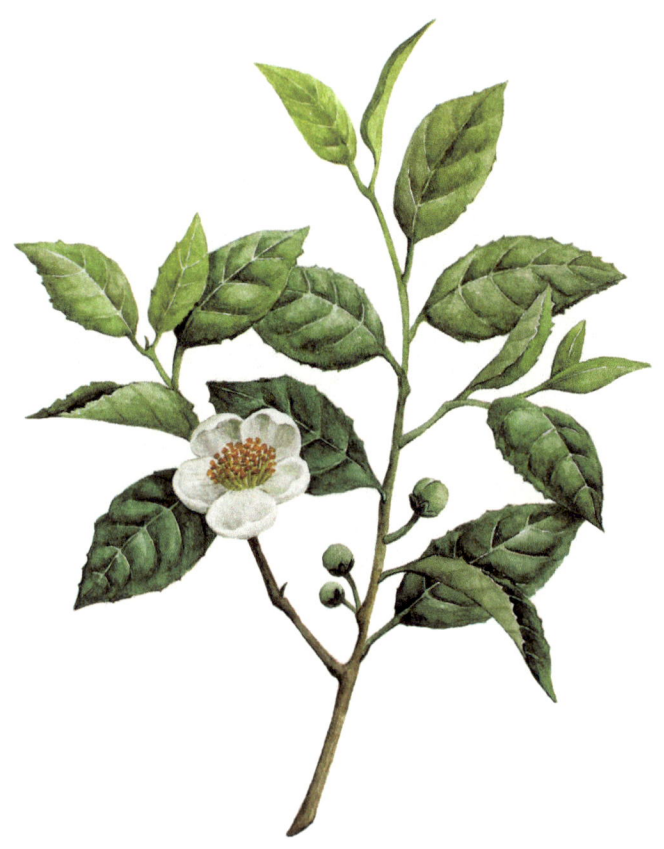

리스트들은 필요에 따라 차나무를 다른 허브들과 함께 활용하여 다양한 제품을 디자인하는 데 사용한다. 다만 커피와 마찬가지로 차에 함유된 카페인 성분 때문에 건강을 위한 제품 디자인에서는 보다 신중하게 사용하고 있다.

다양한 차 문화

차茶 산업을 다양한 제품 중심의 산업으로만 볼 수는 없다. 오히려 각 나라와 지역별 고유의 문화와 다도茶道가 함께 어우러져 발전하는 차 문화茶文化 산업으로 보는 것이 더 적절하다. 중국 보이지방의 차를 제외하고 일반적으로 우리가 알고 있는 대부분의 발효차는 실제로는 '발효과정'Fermentation을 거치지 않는다. 발효과정 보다는 '산화과정'Oxidation이라고 표현하는 것이 더 적합하다. 찻잎을 수확한 뒤 적절한 산화과정을 통해 1차 가공하면, 찻잎에 함유된 파이토케미컬Phytochemicals 성분에 변화가 일어난다. 이를 통해 그 맛과 향기의 강약을 조절할 수 있어, 다양한 풍미를 가진 제품을 만들어 낼 수 있다.

찻잎에는 폴리페놀 계열의 '산화효소'Polyphenol Oxidase가 함유되어 있는데, 이 효소가 차의 유효성분 중 하나인 '카테킨'Catechin을 변화시켜 찻잎의 색상, 맛, 향기에 영향을 미친다. 녹차Green Tea는 수확 후 이러한 산화효소의 활동을 억제하여 그 특유의 색상과 타닌 성분도 유지할 수 있다. 이러한 처리 과정은 국가별로 다양하게 발전해 왔기 때문에 원산지별로 독특한 풍미를 즐길 수 있다. 뉴질랜드의 우롱차

Oolong는 재배환경도 좋지만 특별한 산화과정을 통해 풍미를 높여 폭넓은 고객층을 확보하고 있다.

차 문화 산업의 미래

아시아에서 유럽으로 차가 전파된 이후 서양에서도 차 문화가 빠르게 확산되었다. 그 중에서도 단연 돋보이는 차는 홍차 Black Tea 이다. 홍차는 우롱차보다 산화과정을 더 진행시켜 독특한 풍미를 높인 것이 특징이다. 하지만 이 과정에서 항산화 성분이 많이 줄어들고, 감춰져 있던 카페인 성분은 두드러지게 된다. 그 결과 홍차는 커피와 유사한 카페인의 효과를 느낄 수 있다.

영국과 유럽에서는 홍차의 인기가 대단해서 하루에 많게는 8번까지 티타임 Tea-Break 을 즐길 정도이다. 특히, 우유의 단백질 성분이 홍차의 카페인 흡수를 줄여주고 그 맛을 부드럽게 만들어 주기 때문에 홍차에 우유를 넣어 마시는 밀크티 Milk Tea 가 일반적이다. 뉴질랜드나 호주와 같은 영국 연방 국가에서도 다양한 홍차 음료를 즐기는데, 와인 산업의 '소믈리에' Sommelier 라는 직업처럼 홍차의 다양한 풍미를 소개하는 티 소믈리에가 있을 정도이다.

중국의 '보이차' Pu-erh Tea 는 대나무 통이나 상자 속에서 오랜 시간 미생물 발효과정을 거쳐 만들어진다. 보이차는 일반적인 차와 달리 발효과정에서 '갈릭산' Gallic Acid 계열의 식물성 유효성분이 증가한다.

최근에는 이 유효성분이 위암 예방에 도움을 줄 수 있다는 연구 결과도 발표되고 있다. 또한 한국에서는 '꽃차'의 인기도 높다. 꽃차는 식용 꽃이 지닌 향기를 차에 흡착시켜 마시는 전통차로, 역사도 오래되었다. 대표적인 예로 우리가 자주 즐기는 중국의 재스민차나 서양의 장미차 그리고 국화차, 유자꽃차, 치자꽃차 등이 있으며 향기가 뛰어나고 종류도 다양해 널리 애용되고 있다.

친환경과 웰빙 라이프의 트렌드에 따라 차 문화 산업은 더욱 확산될 것으로 보인다. 차 문화 산업을 이끌어갈 젊은 인재들에게 필요한 것은 전통차, 홍차, 허브티를 구별하는 기존의 고정관념에서 벗어나 건강Health의 관점으로 초록 식물을 바라보는 전문적인 시각이다.

또한 거시적인 관점에서 녹색식물의 다양성을 이해하고, 식물이 지닌 가치를 개개인의 필요와 목적에 맞춰 활용할 수 있는 경험과 전문 지식이 필요하다. 이것이 차 문화 산업의 미래를 새롭게 만들어갈 전문가들에게 필요한 역량이기 때문이다.

Barista in Beanless Market
대체 커피 시대의 바리스타

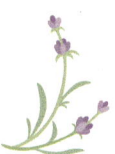

카페는 하루 한 번쯤 들르지 않는 사람이 거의 없을 정도로, 현대인의 삶에 필수적인 공간이 되었다. 그러나 초기 카페 문화는 지금과는 사뭇 다른 모습이었다. 1980년대 초반만 해도 카페에서는 커피보다 쌍화차 같은 전통차가 최고급 대접을 받았다. 오늘날 대부분의 직장인은 커피 한 잔으로 하루를 시작한다. 이러한 변화는 '슈퍼맨 신드롬'과 무관하지 않다. 현대인은 끊임없이 더 빠르고, 더 많이 달려야 한다는 압박 속에 살아간다 해도 과언이 아닐 것이다.

정체기와 새로운 돌파구

빠르게 성장하던 카페 산업도 이제 정체기를 맞고 있다. 프랜차이즈 카페를 중심으로 무섭게 성장하던 기업들이 그 속도를 늦추고 있으며, 작은 카페를 운영하는 자영업자들도 치열해진 경쟁 속에서 생존을 고민하고 있다. 카페 산업의 '진입장벽' Market Barrier이 낮아져 누구나 쉽게 창업할 수 있지만 창업 후 수익율은 점점 떨어지고 있어 최소 운영 수익을 유지하는 것조차 어려운 상황이 되었다. 이제는 최고의 에스프레소 기기를 들여놓고 좋은 원두를 로스팅하는 것만으로는 성공을 보장받을 수 없다.

카페 산업의 정체기를 극복하려면 새로운 메뉴와 차별화된 서비스가 반드시 필요하다. 건강과 의료 Health & Medical 산업에서 활동해 온 나는 카페가 커피를 판매하는 공간에서 벗어나야 한다고 생각한다. 이러한 변화의 움직임은 이미 여러 나라에서 나타나고 있다. 카페는 '건강'과 '웰빙'을 직접 제공할 수 있는 문화 공간으로 전환되어야 한다.

카페는 단순히 커피를 마시는 공간이 아니다. 스마트폰을 충전하거나 사람들과 약속을 나누는 만남의 장로소도 활용된다. 그러나 대형 프랜차이즈 카페의 확산으로 인해 개별 카페만의 독창적인 문화는 점점 사라지고 있다. 생산성을 위해 일괄적으로 공급되는 커피 원두와 조밀한 테이블 배치, 획일화된 인테리어는 이제 더 이상 경쟁력 있는 생존 전략이 되기 어렵다. 사람과의 만남이나 음료 제공의 공간을 넘어, 고객의 건강과 차별화된 웰빙 라이프의 경험을 제공하는 공간으로 변모해야 할 시점이 된 것이다.

대체 커피, 새로운 패러다임

이제는 '친환경'Eco-Nature을 중심으로, '건강'Health과 '웰빙'Well-Being을 지향하는 카페 문화가 필요하다. 이러한 변화를 이끌기 위해서는 새로운 메뉴 개발이 필수적이다. 혁신적인 국내외 사례를 보면, 다양한 허브와 식물성 원료들이 메뉴 개발에 폭넓게 활용되고 있다. 우엉Burdock이나 치커리Chicory 뿌리, 카카오Cacao나 대추씨Jujube, 해바라기씨Sunflower 껍질과 수박씨Watermelon, 심지어 버섯류Mushroom까지 다양하다.

기존에도 민들레 뿌리Dandelion나 보리Barley를 활용한 커피 대용 음료가 있었지만, 최근 주목받고 있는 '대체 커피'Beanless coffee는 말 그대로 커피 원두Coffee Bean를 대체할 수 있는 새로운 유형의 음료이다. 대체 커피는 원두 커피와 유사한 맛과 향을 지니면서도, '친환경'과 '건강' 그리고 '웰빙'이라는 키워드에 완벽하게 부합되므로 소비자의 만족도 높다.

그동안 카페인의 유해성을 강조해도 소비자들의 습관적인 커피 소모량에는 큰 변화가 없었다. 하지만 원두 생산량이 기후 변화의 영향을 받으면서 친환경 문제가 대두되었고, 재배 농가의 노동자 인권 문제와도 맞물리면서 사회적 이슈로 확대되었다. 이러한 문제에 대한 대안으로 등장한 것이 바로 대체 커피 음료이다. 대체 커피의 등장은 새로운 메뉴 하나의 개발로만 볼 수 없으며, 기존 카페 산업에 미칠 파급 효과 또한 클 것으로 보인다.

대표적인 사례로는, 미국의 '아토모'ATOMO와 한국의 '산스'SANS가 있다. 미국의 푸드테크 기업 아토모는 해바라기씨와 수박씨를 활용하고, 여기에 버려지는 농업폐기물을 재활용하여 친환경적인 방법으로 대체 커피를 생산한다. 이는 사회적으로 대두된 다양한 문제를 해결할 수 있다는 점에서 세계적인 주목을 받고 있다.

한국의 산스 역시 대체 커피 개발자의 창의적 노력이 돋보이는 혁신적인 기업이다. 오랜 시행착오 끝에 완성된 대체 커피 포뮬러는 다양한 식물성 원료들과 허브들, 특히 대추씨앗과 버섯류를 활용하여, 특별한 발효기법을 바탕으로 완성했다. 이 과정을 통해 기존 커피 원두가 지닌 특유의 산미와 풍미를 유사하게 구현해 낸 것이다. 이러한 기술과 철학은 세계 시장에서도 주목받고 있는 사례라고 할 수 있다.

식물을 아는 바리스타

새로운 카페 문화를 이끌어갈 주인공은 다름 아닌 바리스타이다. 차별화된 메뉴와 변화를 만들어가는 과정에서 그들의 역할은 점점 더 중요해지고 있다. AI 인공지능의 시대를 맞아 요식업과 카페 산업

Coffee Bean

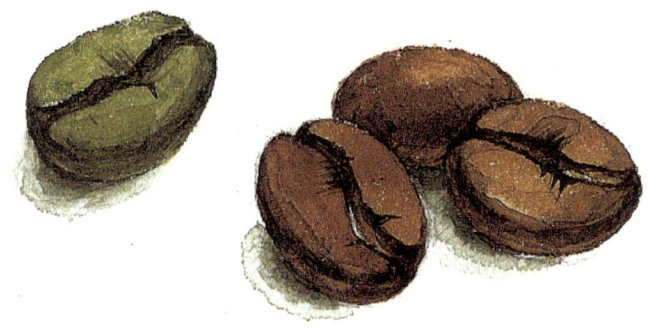

에서도 다양한 '휴머노이드'Humanoid 기술이 접목되고 있지만, 아무리 인공지능이 정교해진다 해도, 새로운 카페 문화에는 반드시 '인간미'Humanity가 필요하다. AI가 흉내 낼 수 없는 사람만이 지니고 있는 '인간미'은 자연과 조화를 이루려는 본성을 품고 있으며, 그 자연의 중심에는 식물이 있다. 식물은 곧 '자연'이다. 그러므로 가장 '자연'스러운 카페 문화 속에서 인간만이 누릴 수 있는 삶의 가치를 발견할 수 있다. 이것이 바로 바리스타가 식물을 공부하고 자연을 알아야 할 이유이다.

지금까지 원두 커피 중심의 카페 문화에서 바리스타는 매우 중요한 역할을 해왔다. 하지만 커피를 맛있게 내리는 기술에만 머문다면, 다가올 카페 산업에서 경쟁력을 확보하는 것은 어려울 것이다. 바리스타가 자신만의 개성을 담은 메뉴와 서비스로 차별화를 꾀할 때, 비로소 진정한 경쟁력이 생긴다. 차별화된 음료를 개발하기 위해 활용할 수 있는 기능성 식물들은 무궁무진하다. 이 책에서 다루고 있는 메디컬 허브들만 제대로 활용해도 새로운 가능성이 열릴 것이다. 다양한 건강음료를 커피 메뉴와 함께 제공하는 것만으로도 고객에게 새로운 경험을 선사할 수 있다.

허브를 활용한 건강음료를 위하여, 간단하고 기초적인 레시피 두 가지를 소개한다. 먼저 허브의 여왕이라 불리는 라벤더와 페퍼민트를 사용한 블렌딩이다.

- 🌼 250mL 뜨거운 미네랄워터를 담은 컵과 커버를 준비하자.
- 🌼 라벤더 2g, 페퍼민트 2g 또는 카모마일 2g을 티볼 Tea Bowl에 담는다.
- 🌼 12~15분간 우려낸 후 냉장고에서 1시간 정도 보관한다.
- 🌼 약간의 꿀을 더해 아이스 블렌딩 허브티로 즐긴다.
- 🌼 나른한 오후에 개운한 힐링티 Healing Tea로 제격이다.

다음은 라벤더와 레몬의 블렌딩이다.

- 🌼 250mL 뜨거운 미네랄워터를 담은 컵과 커버를 준비하자.
- 🌼 라벤더 2티스푼, 꿀 1스푼, 레몬 2~3조각을 혼합한다.
- 🌼 상쾌한 기분을 선사하는 모닝 티 블렌딩으로 적합하다.

카페의 차별화 전략

카페 산업은 현재 양적인 성장과 질적인 성장의 갈림길에 서 있다. 이제 어느 방향을 선택해야 할지는 분명하다. 비즈니스의 차별화를 고민한다면, 메뉴 개발만이 아니라 문화적 코드와 철학을 재정립하는 것이 중요하다. 이제 카페는 더 이상 음료를 판매하는 공간이 아니다. 건강과 웰빙을 친환경적으로 제공하는 문화공간에서 나아가 건강한 라이프스타일을 제안하는 서비스 공간으로 거듭나야 한다.

메디컬 허브를 활용한 메뉴는 고객의 다양한 요구를 반영하여 새로운 '건강'과 '웰빙' 카테고리를 만들어 낼 수 있다. 예를 들어, 스트레스 해소가 필요한 고객이나 면역력 강화가 필요한 청소년 고객을 위한 음료, 보호자와 반려동물이 함께 즐길 수 있는 음료 세트, 시니어 헬스를 위한 안티에이징 건강음료, 사랑하는 커플을 위한 메뉴와 수험생이나 직장인을 위한 집중력 강화음료 그리고 생리통 완화가 필요한 여성 고객들까지 다양한 고객층을 고려한 메뉴는 차별화의 핵심이 될 것이다.

바쁜 일상 속에서 잠시 숨을 고를 수 있는 여유, 티 한 잔을 직접 만들어 보는 "15분의 체험"은 그 자체로 특별한 경험이자 마케팅 포인트가 된다. 해외에서는 티타임 Tea Time 을 '브레이크 타임' Break Time 또는 '티 브레이크' Tea Break 라고 부른다. 그 이유는 티타임이 단지 휴식만을 위한 시간이 아니라, 육체적, 정신적 그리고 사회적 건강의 균형을 맞추는 삶의 중요한 루틴이 될 수 있기 때문이다. 카페는 건강을 위한 회복과 나눔이 이루어지는 공간이 되어야 한다. 사회적 공감대를 형성하는 커뮤니티 공간, 친환경 건강생활을 위한 웰빙의 장소, 이것이 미래의 카페가 나아가야 할 방향이 아닐까?

Aromatherapy, Fragrant Plants
아로마테라피, 향기나는 식물

허브Herbs라고 하면, 과거에는 향기나 아로마와 연결해 떠올리는 경향이 있었다. 오래전, 녹색의학 세미나를 위해 처음 고국을 방문했던 시기에도 그러했다. 당시 한국에는 허브 농원과 관련 단체들이 늘어나고 있었고 대중매체를 통해 허브는 향기나는 식물로 알려지고 있었다. 허브라고 하면 특정 식물의 이름으로 이해하거나 박하나 민트처럼 신선하고 향긋한 식물들을 떠올리는 사람도 많았다.

이는 허브 산업이 국내에 소개될 당시 아로마테라피Aromatherapy 산업이 중심적인 역할을 했기 때문이다. 식물의 방향성 성분, 즉 향기를 지닌 성분들이 정신 건강과 심리적 안정감에 도움이 되기 때문에 '향기 치료'라는 이름으로 대중의 관심을 받았다. 아로마테라피 산업의 원료가 되는 식물들이 소개되면서 일반인들에게도 허브의 이름이 친숙해지게 된 것이다.

향기나는 식물들

'라벤더' Lavender, '페퍼민트' Peppermint, '로즈마리' Rosemary, '타임' Thyme 등의 허브 이름은 기분 좋은 향기와 함께 사람들의 마음속에 자리 잡았다. 허브오일을 담은 작은 나무 상자를 열어 고객에게 스트레스 완화, 집중력 향상, 졸음 방지 등의 효과를 설명하며 제품을 추천하는 '아로마테라피스트'의 모습은 매력적이다. 특히 자연을 좋아하고 식물에 관심이 많은 사람들에게는 주목받는 직업이기도 하다.

식물성 향기 성분을 활용하는 아로마 산업은 건강이나 의료보다 미용과 화장품 산업에서 더 큰 인기를 얻었다. 역사적 맥락에서 보면 자연스러운 일로, '아로마테라피'라는 용어를 처음 소개한 르네 모리스 가테포세 René-Maurice Gattefossé의 개인적인 배경과도 관련이 깊다. 그는 프랑스에서 대대로 향수 사업을 이어온 가문의 화학자이자, 조향사 Perfumiest 였다.

향수 산업이나 조향 분야에서 천연 식물성 향기 성분은 여전히 매력적인 원료로 여겨진다. 역사적으로도 식물에서 추출한 향기 성분에 대한 연구는 오랜 시간 이어져 왔다. 이런 이유로 허브에 큰 관심을 갖게 된 가테포세는 향수를 제조하며 사람마다 특정 향기에 감정과 신체 반응이 다르게 나타나는 것을 알게 되었다. 그리고 이러한 연구 결과를 그의 첫 저서 '아로마테라피'에 담아 출간했다.

출간된 도서는 건강 산업이나 자연요법 Natural Therapy 분야에서 크게 주목을 받지 못했지만, 화장품 산업에서는 큰 관심을 받았다. 이는 당시 사회적 배경과 관련이 있다. 20세기 세계대전 이후, 전염병의 확산과 화학 제품의 범람, 합성 비료로 파괴되는 자연생태계를 우려하던 지식인과 젊은이들은 새로운 변화를 갈망했다. 그 결과 '자연주의' Naturism 를 표방하는 사회적 운동 Social Movement 을 펼치며, 인류 생존과 건강을 위해 다시 자연으로 돌아가야 한다고 주장했다. 반전 反戰, 평화 平和, 환경 環境 을 위한 이들의 주장은 문화적 트렌드가 되어 세계적으로 주목을 받았다. 우리가 알고 있는 '히피문화' Hippie 역시 이와 같은 배경을 가지고 있다.

히피문화와 자연주의 트렌드가 큰 공감대를 형성하면서, 화장품 산업에도 영향을 주었다. 이제 소비자들은 천연 화장품이나 자연주의 화장품을 요구하기 시작했다. 하지만 천연 원료로만 화장품을 대량 생산하는 것은 어려운 과제였다. 개인적인 수제 화장품이라면 가능하겠지만, 상업적인 생산 구조에서는 많은 제약이 따랐다. 화장품 산업의 위기였다.

이때 화장품 산업을 위기에서 구원한 것이 바로 향기나는 식물, 즉 허브였다. 고객이 구입한 화장품에서 앞마당에 핀 라벤더나 장미, 민트의 향이 풍겨 나오는 것이 아닌가? 그 느낌은 천연 식물성 원료가 충분하게 함유된 듯한 착각을 줄 수 있었다. 그리고 이 착각은 제품에 대한 신뢰와 만족감을 높였다. 천연 화장품을 위한 아로마 오일의 선택은 크게 성공을 거두었으며, 지금까지도 화장품의 향기는 소비자의 구매 결정 과정에 큰 영향을 미치고 있다.

아로마테라피의 한계

우리의 뇌에는 직접적인 감각기관이 없다. 청각, 후각, 시각, 촉각, 미각 등의 오감 기관들이 전달하는 정보에 의존하여 반응 여부를 판단하는 기관이기 때문이다. 뇌에서 이러한 감각 기관들이 보내준 정보를 분석하고 빠르게 결정을 내리면, 그에 따른 신체 반응은 다양하게 나타난다.

'보완의학'Complementary Medicine 분야에는 이런 원리를 활용하여 감각 기관을 자극하는 다양한 테라피Therapy가 존재한다. 향기 성분으로 후각 신경을 자극하면, 뇌가 반응하는 것은 자연스러운 일이다. 반응은 다양한 해부학적 시스템에서 일어나는데, 특히 '신경계'Nervous System나 '내분비계'Endocrine System에서 빠른 반응이 나타난다. 따라서 향기 성분을 활용한 후각 신경계의 자극은 우리의 신경 안정이나 감성 조절에 효과적일 수 있다.

하지만 아로마테라피는 헬스케어와 의료 산업에 정착하지 못했다. 그것은 아로마테라피의 태생적 한계 때문이다. 향기 성분은 휘발성이 강하여 빠르게 후각 신경을 자극하고, 뇌의 반응을 유도할 수 있다. 하지만 인체의 복잡한 건강 문제를 해결하기에는 향기 성분만으로는 한계가 있다. 신경 건강이나 정신 건강 분야에서 보조적 역할을 할 수는 있겠지만, 의료 산업 전반에 걸쳐 복합적인 역할을 수행하기는 어렵다.

소비자의 현명한 선택

증기추출 과정을 통해 얻어낸 식물성 향기 성분들은 대부분 고분자 화합물이며, 인체에 사용할 경우 고도의 주의가 필요하다. 이러한 이유로 녹색의학에서는 에센셜오일을 피부에 직접 바르거나, 내부로 섭취하는 것을 절대 금지하고 있다. 고객의 안전을 우선으로 생각해야 하는 것이 전문가의 의무이기 때문이다. 일부 다단계 판매 회사에서 에센셜 오일을 섭취 가능하다고 주장하며 제품을 판매하는데 이는 명백하게 상업적인 마케팅이다.

또한 일부 기업에서 식품 원료로 아로마 오일을 허가 받았다며 광고하는 사례도 있는데, 사실상 식품첨가물 원료로 수입된 경우가 대부분이다. '식품첨가물' Food Additives 은 말 그대로 가공 식품을 제조하는 과정에서 풍미를 위해 극소량 사용되는 원료이다. 이러한 식품첨가물은 엄격하게 그 사용량이 규제되고 있다. 개인적으로 희석해 섭취할 수 있는 오일 제품이 아니라는 것이다.

최근에는 반려동물 건강 산업에서도 이와 유사한 왜곡이 상업적 마케팅에 활용되는 사례가 있다. 소통이 어려운 반려동물이 그 대상인 경우에는 더욱 주의가 필요하지 않을까? 부분별한 아로마 오일의 섭취나 활용법에 현혹되지 않도록 소비자가 보다 책임감 있고 현명한 선택을 해야 한다.

Herbalist's Atelier

허벌리스트의 허브워터

허브 에센셜오일을 추출하는 과정에서 함께 얻어지는 증류수를 '허브워터' Herbal Water 라고 한다. 허브워터는 허브의 식물성 유효성분을 일정 부분 함유하고 있어, 기본적인 유효작용을 기대할 수 있다. 농축된 에센셜 오일에 비해 사용이 간편하고 안정성도 높아 허벌리스트들이 다양한 제품에 활용하고 있다. 단, 일반 미네랄워터에 인공적인 방향 성분들을 혼합하여 판매되는 아로마워터나 플로럴워터 Floral Water 들은 주의하자.

Beyond Patriotism to the Future
과거는 가장 오래된 미래

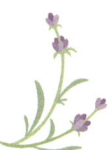

우리는 늘 자연과 함께 살아간다. 비 오는 날 초록 잎 위로 흘러내리는 물방울처럼, 식물은 조용히 우리 삶에 스며들어 있다. 약용식물과 허브는 자연이 준 가장 오래된 친구다. 그리고 수천 년을 이어온 치유의 지혜, 파이토테라피 Phytotherapy 는 스쳐가는 트렌드가 아닌 인간과 자연이 맺어온 오래된 약속이다. 최근 한국에서도 파이토테라피 산업이 점차 자리매김하고 있지만 아직 해결해야 할 과제들도 적지 않다.

한국은 약용식물의 보물창고라 해도 과언이 아니다. 산과 들을 조금만 걸으면 약이 되는 풀을 쉽게 만날 수 있다. 그러나 세계 시장에서 한국은 아직 뚜렷한 존재감을 드러내지 못하고 있다. 그 이유는 자원의 부족이 아닌 '인식의 차이'에 있다.

유럽에서는 약용식물을 현대 과학으로 철저히 분석하고, 임상 시험을 통해 가치를 증명하며 고부가가치 산업으로 성장시켜왔다. 반면, 한국은 오랫동안 전통의학에서 사용되어 왔다는 이유로 과학적 근거를 확보하기 위한 체계적인 연구가 부족했다. 그러나 아무리 수백 년의 기록을 가지고 있다 해도, 세계시장은 '과학적 근거' Scientific Evidence 라는 문을 통과해야만 입장할 수 있다. 우리의 자원이 아무리 뛰어나도 그것을 증명하고, 해외 고객의 눈높이에서 설득력 있게 말할 수 있는 언어를 갖추지 않는다면 글로벌 시장의 문턱은 여전히 높기만 할 것이다.

따뜻한 철학이 때로는 족쇄

한국인의 마음속에는 '신토불이' 身土不二 라는 생각이 깊게 자리잡고 있다. 우리 땅에서 난 것이 우리 몸에 가장 좋다는 믿음은 정서적으로 큰 위안을 주는 말이다. 하지만 이 믿음이 때로는 스스로를 가두는 벽이 될 수도 있다는 사실을 우리는 얼마나 인식하고 있을까?

자연에는 국경이 없다. 민들레 홀씨가 바람을 타고 먼 거리를 날아가듯, 허브는 국적이 없다. 고려인삼 Panax ginseng 은 현재 유럽 몇몇 국가와 뉴질랜드에서도 재배되고 있으며, 감초 Liquorice 역시 해외에서 재배된 외국산이 더 많다. 그럼에도 우리는 여전히 '한국산'이라는 울타리 안에서만 가치를 찾으려 한다. 식물자원에서 Made in Korea라는 표식이 정말 의미가 있는지 생각해 볼 일이다. 외부 자원을 받아들이는 데 있어, 스스로 보호벽을 세우는 것은 애국심일 수도 있다. 그러나 그것이 오히려 한국의 약용식물이 세계로 뻗어 나갈 수 있는 길을 좁히고 있는 것은 아닐까?

한국의 파이토테라피 산업이 진정으로 도약하기 위해서는 막연한 열정이나 전통에 대한 자부심만으로는 부족하다. 세계 시장을 향한 구체적이고 전략적인 준비가 반드시 필요하다.

우리 것 vs 함께하는 것

한국의 파이토테라피 산업이 세계로 나아가기 위해 무엇보다 먼저 필요한 것은 "과학적 검증과 표준화"다. 전통이라는 시간의 가치는 분명히 의미가 있지만, 그것만으로 글로벌 시장을 설득하기는 어렵다. 세계 시장은 경험보다 데이터를, 감성보다는 근거를 요구한다. 성분 분석, 임상 연구 그리고 국제적으로 통용되는 기준에 부합하는 표준화 작업 없이는 아무리 우수한 자원이라도 시장에서 제 역할을 하기 어렵다. 비즈니스 세미나에서 관련 산업 종사자들을 만날 때마다 나는 자주 이렇게 말한다. "전통은 발판이 되어야지, 도착지가 되어서는 안 된다"고 말이다.

다음으로 필요한 것은 "글로벌 시장과의 협력"이다. 신토불이라는 개념은 한국인에게는 따뜻한 울림을 주지만, 때때로 이 안온함이 새로운 가능성을 외면하게 하기도 한다. 한국의 뿌리를 잊지 않되, 세계와 함께 호흡하는 길을 찾아야 한다.

외부 자원을 경계의 대상으로 보기보다, 함께 성장할 수 있는 동반자로 인식하는 전환이 필요한 시점이다. 한국의 약용식물 또한 그 잠재된 가치를 해외 시장에서 마음껏 뽐낼 수 있어야 하지 않을까? 이제는 단순히 '우리 것'을 지키는 데서 더 나아가, '함께하는 것'으로 생각을 바꾸어야 할 때다.

또한 "마케팅과 제품 개발의 다양화"가 뒷받침되어야 한다. 한국 소비자만을 위한 메시지는 언젠가 한계에 부딪힌다. 제품이 지닌 향, 질감, 기능성만이 아니라 그 안에 담긴 제품스토리와 쓰임새까지, 다른 문화권의 라이프스타일에 맞추어 반영할 수 있어야 한다. 현지인의 감각에 자연스럽게 녹아들 수 있어야 비로소 세계인의 마음속에 자리 잡을 수 있을 것이다.

신토불이(身土不二)를 넘어서

마지막으로 중요한 것은 "젊은 인재의 참여"다. 천연식물성 원료를 활용하는 파이토테라피 산업은 전통에 뿌리를 두지만, 그 가지와 잎은 미래를 향해 자라나야 한다. 젊은 세대가 이 분야를 생명공학과 헬스-테크 Health-Tech, ESG Environmental, Social and Governance 같은 미래지향적 가치와 연결된 산업으로 인식할 수 있도록 이끌어 주어야 한다. 미래를 준비하는 젊은 청춘들에게 이렇게 말해주고 싶다. "자연은 과거의 것이 아니라, 가장 오래된 미래"라고 말이다.

허브 한 포기를 키우기 위해선 햇빛, 바람, 토양, 시간이라는 다양한 요소가 조화롭게 작용해야 한다. 산업도 마찬가지다. 단일 요소만으로는 성장할 수 없다. 과학의 언어, 세계와의 연결, 감각 있는 제품 그리고 미래를 내다보는 창의적인 안목이 함께 어우러질 때, 한국의 파이토테라피 산업은 아름다운 꽃을 피울 수 있을 것이다.

고립된 만족감

신토불이는 우리의 마음을 따뜻하게 덮어주는 이불 같은 믿음이다. 그러나 그 이불이 너무 무거워 일어나지 못하게 만든다면, 이제는 조심스럽게 내려놓아야 하지 않을까? 식물은 조건이 맞으면 어디서든 뿌리를 내리고 자란다. 그리고 사람도 마찬가지다. 좋은 토양과 햇살만 있다면 어느 땅에서나 재능의 꽃을 피울 수 있다.

파이토테라피 산업도 역시 그렇다. 그 뿌리는 한국의 산야에 있지만, 줄기와 잎은 세계로 뻗어가야 한다. 우리의 전통은 공유해야 하지만, 결코 고립되어서는 안 된다. 지금, 우리 앞에는 선택지가 놓여 있다.

신토불이라는 울타리 안에 머물며 만족할 것인가, 아니면 그 철학을 품은 채 더 넓은 세계로 향할 것인가?

식물은 이미 대답하고 있다. 이제는 우리의 차례다.

Herbalist's Atelier

사람을 닮은 허브

아이 브라이트(Eyebright)

메디컬 허브 중 안구건강에 많이 사용되는 허브이다. 사람의 눈썹과 눈 모양을 닮았다.

클리버스(Clivers)

인체의 림프계와 림프절의 모양과 유사한 이 허브는, 실제로도 림프계 건강에 도움이 되는 유효작용을 지닌다.

캄프리(Comfrey)

피부건강에 사용되며, 주로 손상된 상처치유에 탁월한 효과를 보이는 허브다. 잎의 조직이 인체의 피부조직과 흡사하다.

Detoxifying the DeTox
디톡스를 디톡스 하자

건강을 위협하는 물질이나 유해 요소, 즉 '톡신'$_{Toxin}$은 현대인들에게 두려운 존재다. 체내에 남아 있는 톡신을 빠르게 제거하고자 하는 바람은 자연스럽게 '해독'$_{Detoxification}$에 대한 관심으로 이어졌다. 특히 여성 건강과 미용을 주제로 한 강연에서는 '디톡스'$_{Detox}$에 대한 질문이 빠지지 않는다. 피부를 맑게 하고, 몸을 가볍게 하며, 삶의 에너지를 되찾는 방법으로서 디톡스는 늘 큰 주목을 받는다. 그러나 여기서 한 번쯤 생각해 볼 필요가 있다. 우리가 일상적으로 사용하는 디톡스라는 단어, 그 개념은 과연 얼마나 정확하고 본질에 가까운 것일까?

디톡스 마케팅

'디톡스'라는 단어의 의미를 먼저 이해할 필요가 있다. 잘못된 개념이 오히려 또 다른 톡신을 만들어내는 경우도 적지 않기 때문이다. 2024년 한국 시장에서는 디톡스라는 단어를 사용한 마케팅 제품만 200여 가지가 넘는다고 한다. 식품에서부터 기능성 음료, 바르는 연고와 크림, 심지어 생활용품에 이르기까지 우리는 디톡스라는 단어가 붙은 수많은 제품에 둘러싸여 살고 있다. 하지만 과연 이 모든 제품이 진정한 디톡스의 개념에 부합하고 있을까? 이제는 진지하게 생각해 볼 필요가 있다.

녹색의학에서는 디톡스를 건강을 위협하는 유해 요소, 즉 톡신을 제거하는 개념으로 본다. 이러한 톡신은 크게 '생물학적 요소' Biological Toxin와 '비생물학적 요소' Non-Biological Toxin로 나눌 수 있다. 바이러스나 박테리아 같은 병원성 미생물은 생물학적 톡신이며, 내분비계를 교란하는 '환경호르몬' Endocrine Disruptor, 중금속, 미세먼지, 체내 축적이 가능한 화학물질 등은 비생물학적 톡신에 해당한다. 우리는 이런 유해 요소들을 완전히 제거하며 살아갈 수 있을까? 만약 그렇지 않다면 얼마나 제거할 수 있을까?

자기 방어 시스템

톡신을 100% 제거하는 것은 현실적으로 불가능하다. 우리는 톡신의 발생 원인을 완벽히 차단할 수 없으며 체내에 들어온 톡신을 배출하는 것도 쉽지 않다. 그렇다면 시중에 나와 있는 수많은 디톡스 제품들은 과연 무엇을 의미하는 것일까? 여기서 우리가 주목해야 할 것은 인체가 가지고 있는 놀라운 능력, 즉 창조주의 선물이라 말할 수도 있는 '자기 방어 시스템' Self-Defensive System 이다. 우리 몸에는 외부 유해물질과 톡신을 배출하는 천연 디톡스 시스템이 내재되어 있다. 이 시스템은 우리가 선택한 것이 아니라, 태어날 때부터 주어진 생리적 기능이다. 이 시스템이 얼마나 건강하게 작동하는지가 진정한 디톡스의 핵심이다.

체내 유해물질의 유입 경로는 크게 세 가지로 나눌 수 있다. 공기를 통해 들어오는 기체 상태의 톡신, 음식과 함께 섭취되는 고체 상태의 톡신 그리고 물이나 음료를 통해 들어오는 액체 상태의 톡신이다. 우리 몸에는 이러한 톡신을 걸러내고 신속히 배출하는 주요 담당 기관들이 있는데, 이를 4대 '해독기관' Organs to Detoxify 이라 한다. 바로 신장 Kidney, 간 Liver, 폐 Lungs 그리고 장 Intestine 이다. 일부 디톡스 프로그램에서는 피부 관리를 강조하기도 하지만 이는 피부 표면의 노폐물 제거를 의미할 뿐, 해독의 본질적인 개념과는 거리가 있다.

디톡스에 대한 오해

디톡스에 대한 가장 큰 오해는 특정 제품을 섭취하면 몸의 톡신이 제거된다는 잘못된 믿음이다. 실제로 인체의 톡신을 직접 제거할 수 있는 제품은 존재하지 않는다. 진정한 디톡스는 우리 몸의 해독기관들과 긴밀히 연관되어 있으며, 이 기관들이 정상적으로 작동하도록 돕는 것이 핵심이다. 그렇다면 가장 효과적인 디톡스 제품은 무엇일까? 정답은 간단하다. 우리가 원래 가지고 있는 천연 디톡스 시스템의 기능을 정상적으로 유지하는데 도움이 되는 제품이 가장 이상적이다.

이렇듯 디톡스 제품을 무조건 섭취한다고 해서 해독이 이루어지는 것이 아니다. 오히려 또 다른 톡신을 만들어내는 악순환을 초래할 수도 있다. 결론적으로 소비자는 디톡스 제품을 구매하기 전에 해당 제품이 실제로 우리 몸의 디톡스 시스템을 정상적으로 유지하는데 도움이 되는 것인지 신중하게 살펴보아야 한다. 예를 들어 장내 숙변 제거를 강조하는 제품이 디톡스 효과가 있다고 홍보하는 경우가 많은데, 이것은 디톡스와는 다소 거리가 있는 개념이다. 단순한 배변 문제 해결이 목적이라면 차라리 변비약이 더 효과적일 수도 있다.

메디컬 허브와 디톡스

그렇다면 녹색의학에서는 디톡스에 도움이 되는 허브로 어떤 것들을 활용할까? 대표적인 예로 간 기능의 균형을 돕는 '밀크시슬'Milk Thistle, 신장 건강에 좋은 '덴더라이언 잎'Dandelion Leaf과 '네틀'Nettle, 폐 기능을 강화하는 '타임'Thyme, 대장 활동을 촉진하는 '덴더라이언 루트'Dandelion Root, '카모마일'Chamomile, '페퍼민트'Peppermint 등이 있다.

하지만 많은 허브를 사용한다고 해서 반드시 디톡스 효과가 높아지는 것은 아니다. 때로는 한 잔의 허브티 Single Tea 만으로도 충분한 도움을 받을 수 있다. 중요한 것은 우리 몸이 스스로 해독할 수 있도록 돕는 것이지, 특정 제품이 해독을 대신할 수 있다고 생각하면 안 된다는 것이다.

또한, 퇴행성 질환을 앓고 있거나 갑상선 관련 질환을 가진 경우에는 허브 디톡스를 시도하기 전에 반드시 전문가와 상담하는 것이 바람직하다. 결국 디톡스의 핵심은 무조건적인 해독이 아니라, 우리 몸이 가진 본래의 자정 自淨 능력을 유지하고 지원하는 것이니 말이다. 진정한 디톡스란 우리 몸이 스스로 건강을 되찾을 수 있도록 돕는 과정임을 잊지 말자.

Elder, Fire Control the Fever
치유의 불꽃, 엘더플라워

첫눈이 내리는 겨울날, 조용히 휘날리는 눈을 바라보며 한 해가 저물어 가는 것을 실감한다. 차가운 바람 속에서 따뜻한 것이 더욱 그리워지는 계절, 허브티 한 잔은 몸과 마음을 위로하는 좋은 방법이 될 수 있다. 특히 환절기에는 우리 몸의 '항상성'Homeostasis이 환경 변화로 인해 영향을 받을 수 있으며, 이는 '대사활동'Metabolism의 균형에도 변화를 가져온다. 날씨가 추워질 때 체온을 유지하려고 몸이 자연스럽게 반응하는 것처럼, 우리 스스로 면역력을 높이고 건강을 지키기 위한 노력도 필요하다.

겨울철 건강과 엘더플라워

겨울철에는 심혈관 질환을 비롯해 감기, 독감, 비염, 기관지염과 같은 호흡기 질환이 증가한다. 이러한 계절성 질환을 예방하고 건강을 유지하는데 도움이 되는 메디컬 허브 중 하나가 바로 '엘더플라워' Elder Flower 이다.

엘더플라워는 히포크라테스 시대부터 사용되었던 오랜 역사를 가진 허브로, 고대부터 다양한 목적으로 활용되어 왔다. 전통적으로 '만병통치약'이라 불릴 만큼 다방면에서 그 가치를 인정받은 식물이다. 물론 세상에 만병통치약이란 존재하기 어렵지만, 엘더플라워가 그만큼 특별한 성분과 유효작용을 지니고 있어 그 가치가 돋보인다는 의미일 것이다. 오랜 기간 연구되고 활용된 만큼 그 유효성을 입증하는 사례와 논문도 풍부하다.

엘더 Elder 는 잎, 열매 Berry, 꽃 Flower 등 다양한 부위를 활용할 수 있으며, 대표적인 품종으로 '삼부쿠스 니그라' *Sambucus nigra* 가 있다. 녹색의학과 파이토테라피 산업에서는 엘더의 뿌리 부분은 사용하지 않고, 주로 열매와 꽃을 활용한다. 열매에는 강력한 항산화 성분인 '안토시아닌' Anthocyanin 이 풍부하게 함유되어 있어, 인체를 산화 스트레스로부터 보호하는 데 도움이 된다. 꽃은 허브티나 건강음료의 주요 원료로 활용되며, 엘더만의 풍미를 느껴 볼 수 있다.

열(熱)을 다스리는 불(火)

'엘더'Elder 라는 단어의 어원은 앵글로색슨족의 'Aeld'에서 유래되었다. 이는 '불'Fire 을 뜻하는데, 엘더 나무의 줄기 속이 비어 있어 불을 지피는 데 사용되었기 때문이다. 허브의 명칭에는 오랜 역사와 그 쓰임새가 담겨 있는 경우가 많다.

이러한 '불'의 개념을 엘더플라워의 효능과 연결해 보면 흥미로운 점이 많다. 엘더플라워는 인체의 미열Fever 이나 인후통을 동반하는 오한 증상에 전통적으로 활용되어왔다. 실제로 감기나 독감 증상을 완화하는 데 유용하며 초기 감기 증상이 나타날 때 섭취하면 몸을 따뜻하게 유지하는데 도움이 된다. 또한, 코와 목의 이물감을 줄여주어 인두와 후두 점막을 보호하는 데도 효과적이다. 지난 팬데믹 기간 동안 COVID-19을 위한 천연식물성 의약품 원료로 활용되었던 이유도 엘더플라워의 이러한 가치 때문이다.

나이가 들수록 체온 조절 능력이 떨어지며 손과 발이 쉽게 차가워지는 것을 경험하게 된다. 이는 인체의 에너지 효율이나 혈액순환과 관련이 있으며 엘더플라워는 노약자나 면역력이 약한 사람들의 겨울철 건강관리에 도움이 될 수 있다. 또한, 일반적으로 염증이 발생하면 열이 동반되는 경우가 많아 소염제나 해열제를 사용하여 체온을 조절한다. 엘더플라워는 '소염 작용'Anti-inflammatory Effect 을 지니고 있어, 몸의 균형을 유지하면서도 부작용을 최소화할 수 있는 대안이 될 수

Sambucus nigra

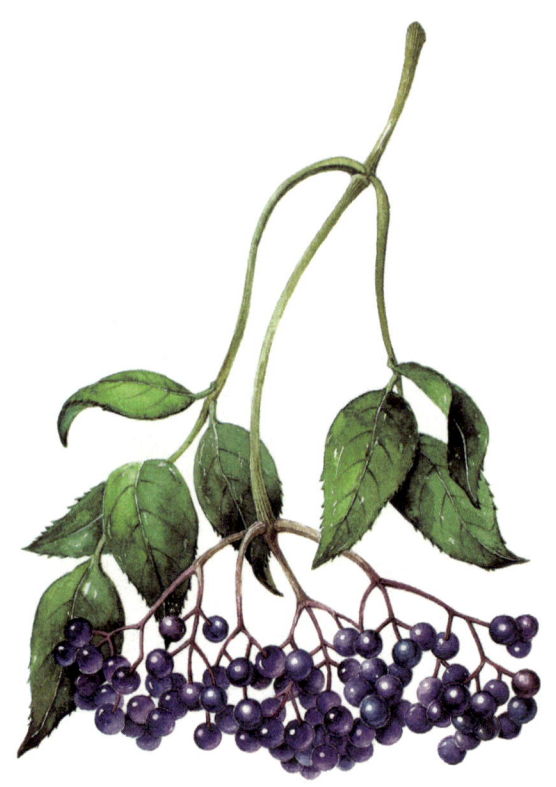

있다. 이러한 점을 생각해보면 '이열치열'$_{以熱治熱}$이라는 개념이 떠오르는 것도 우연은 아닐 것이다.

따뜻함을 위한 자연의 지혜

허브는 자연이 주는 선물이지만, 그렇다고 해서 모든 상황에서 무조건 안전한 것은 아니다. 건강을 위해 허브를 섭취할 때는 반드시 신중해야 하며, 단순한 감기 증상이라 할지라도 전문가의 조언을 듣는 것이 중요하다. 엘더플라워는 일반적으로 부작용이 적고 안전한 허브로 알려져 있지만 과다 섭취 시 위장 장애를 유발할 수 있다. 또한, 임신 중이거나 면역 억제 치료를 받고 있는 경우에는 섭취 전 의료 전문가와 상담하는 것이 바람직하다. 특히 기저 질환으로 처방약을 복용 중이라면, 허브와의 상호작용 가능성이 있기 때문에 관련 전문가의 자문을 들어보는 것이 필요하다.

겨울이 오면 차가운 바람과 함께 우리의 몸도 점점 움츠러든다. 이럴 때 엘더플라워는 우리 몸의 균형을 맞추고 겨울철 면역력을 강화하는 데 유용한 허브이다. 단, 건강을 위해서는 항상 적절한 양과 방법으로 섭취하는 것이 중요하다. 겨울철 건강을 따뜻한 엘더플라워 허브티 한 잔으로 지켜보자.

Blueberry, Blue Vaccine
블루 백신, 블루베리

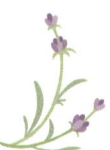

요즘 건강식품 산업에서 블루베리에 대한 관심이 뜨겁다. 녹색의학에서는 블루베리의 열매와 잎을 활용하는 연구 프로젝트가 활기를 띄고 있다. 뉴질랜드에도 블루베리 농장이 많아 신선한 제품을 쉽게 접할 수 있다. 블루베리는 식물성 '영양성분'Phytonutrients과 '유효성분'Phytochemicals이 풍부해 영양학적으로도 높은 가치를 지닌다. 특히 항산화제에 대한 관심이 높아지면서 더욱 사랑받는 허브이다.

블루베리의 항산화

블루베리에도 여러 품종이 존재한다. 우리가 일반적으로 식품 코너에서 접하는 것은 '하이부시' Highbush 블루베리로, 가장 널리 재배되는 품종이다. 하이부시 블루베리는 1.5~2m 정도의 나무에서 열매를 수확하며, 간혹 3m 이상으로 성장하기도 한다. 또 다른 품종으로는 '로우부시' Lowbush 블루베리가 있다. 이 품종은 1m 미만의 낮은 높이를 가지며, 열매 크기가 작아 주로 건강식품이나 기능성 제품의 원료로 활용된다. 시중에서 흔히 볼 수 있는 '와일드 블루베리' Wild Blueberry 가 바로 로우부시 품종에 해당한다.

블루베리가 사랑받고 있는 이유는 다양하지만, '항산화 작용' Antioxidant 이 대표적이라고 볼 수 있다. 사람은 생존을 위해 음식을 섭취하고, 호흡을 통해 산소를 흡수하여 에너지를 생성하는데, 이 과정에서 필연적으로 '활성산소' Free Radical 가 생성된다. 활성산소는 매우 불안정한 성질을 가지고 있어, 우리 몸의 세포 '노화' Aging 를 촉진하고, 종양과 같은 다양한 질병을 유발할 수 있다. 최근 '슬로우에이징' Slow-aging 이나 '안티에이징' Anti-aging 관련 분야에서 항산화 성분들이 주목을 받고 있는 것도 바로 이 활성산소 때문이다.

우리 몸에는 이러한 활성산소를 억제하고 중화하는 자체적인 방어 시스템이 존재하지만, 환경오염과 생활 습관의 변화로 활성산소의 생성이 급격히 증가하면서, 신체의 자연적인 방어 능력만으로

Vaccinium angustifolium

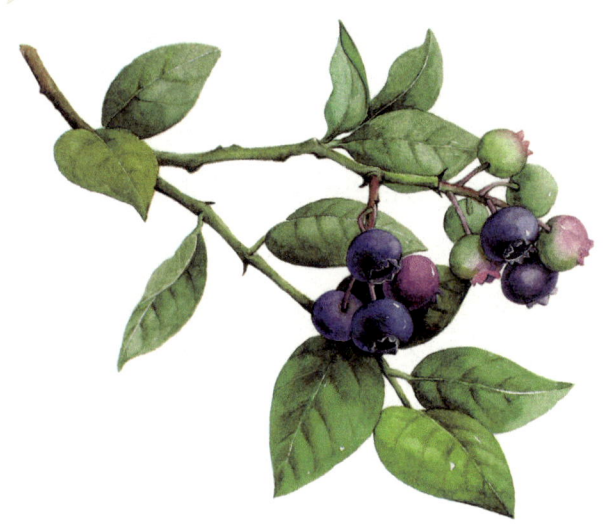

는 이를 충분히 막기 어려운 상황이 되었다. 이때 필요한 것이 바로 외부에서 섭취하는 항산화 물질이다. 블루베리는 특히 '안토시아닌'Anthocyanin 함량이 높다. 안토시아닌은 강력한 항산화제로 세포 손상을 방지하고, 신체의 노화를 늦추는 데 도움을 줄 수 있어, 천연약물학 분야에서도 크게 주목받는 성분이다.

항암 작용과 안구 건강

블루베리는 시력 보호에도 탁월한 효과가 있다. 눈의 '망막'Retina은 산화적 손상에 취약한 부위 중 하나로, 활성산소의 영향을 쉽게 받을 수 있다. 블루베리에 함유된 안토시아닌 성분은 망막을 보호하는 기능이 있어, 눈의 피로를 줄이고 시력 감퇴를 예방하는 데 도움을 준다. 또한, 블루베리는 비타민 A도 함유하고 있어 눈 건강을 위해 더할 나위 없이 좋다.

안토시아닌은 항산화 작용만이 아니라, '항암작용'Anti-cancer에도 긍정적인 영향을 미친다. 최근 연구에 따르면, 블루베리에 포함된 항산화 성분이 유방암, 대장암, 식도암, 소장암 등의 예방과 치료 가능성을 높이는 것으로 밝혀졌다. 이러한 연구 결과들은 블루베리를 단순한 과일로 바라보던 기존의 인식을 넘어, 건강 관리에 중요한 역할을 담당하는 '메디컬 허브'로 새롭게 자리매김하게 했다.

효과적인 섭취와 보관

블루베리의 영양소를 가장 효과적으로 활용하려면 신선한 상태로 섭취하는 것이 가장 좋다. 뉴질랜드에서는 매년 11월부터 3월까지 블루베리를 수확하며, 이 시기 동안 지역 주민들은 직접 농장을 방문해 신선한 블루베리를 직접 수확하거나 블루베리 주스를 구매하기도 한다. 뉴질랜드의 블루베리 수확은 대부분 수작업으로 진행된다. 이는 블루베리가 쉽게 손상될 수 있기 때문이다. 특히 유기농 블루베리의 경우 수확 시기마다 수백 명의 인력을 동원하여 더욱 세심하고 정성스럽게 열매를 채취한다.

신선한 블루베리를 선호하는 뉴질랜드와 달리, 대부분의 국가에서는 냉동 블루베리로 유통되는 경우가 많다. 냉동 블루베리를 구매했다면 제품을 잘 흔들어 얼린 열매들이 서로 붙지 않도록 해야 하며, 해동 후 다시 냉동하는 것은 피해야 한다. 또한 냉동된 상태에서 6개월 이상 보관된 제품은 항산화 성분과 비타민 함량이 감소할 가능성이 높으므로 제품 구매에 참고하면 좋겠다.

블루베리를 섭취할 때는 가능하면 가열하지 않는 것이 좋다. 과자나 머핀에 블루베리를 넣고 오븐에 굽는 경우, 내부의 영양소와 항산화 성분이 쉽게 손상될 수 있다. 따라서 생과일로 섭취하거나 스무디, 요거트, 샐러드 등에 곁들이는 것이 가장 이상적인 방법이다. 건조된 열매를 파우더 Dried Powder 로 활용할 수도 있다. 블루베리 잎은 허브티로 사용되며, 블루베리 파우더는 주스나 스무디에 블렌딩해 섭취할 수 있다.

자연이 주는 블루 백신

블루베리의 일반적인 학명은 '제누스 백시니움' Genus vaccinium 인데, 여기에서 '백시니움' Vaccinium 이라는 단어가 '백신' Vaccine 과 어원을 공유하는 것 같은 오해를 준다. 사실 어원은 다르다. 백시니움은 식물학적으로 라틴어 '베리' Bacca 에서 유래된 것으로, 동물학적인 라틴어 '소' Vacca 에서 유래한 백신과는 차이가 있다. 하지만 나는 블루베리를 '블루백신'이라고 부르고 싶다. 그만큼 자연이 주는 강력한 항산화제이자 면역강화제로써, 예방의학적 가치도 높으니까 말이다.

신선한 블루베리를 꾸준히 섭취하는 것은 건강을 위한 투자다. 블루베리의 항산화 성분이 우리 몸을 보호하고, 노화와 질병을 예방하는 데 중요한 역할을 한다는 점을 기억하자. 오늘도 가족의 식단에 블루베리를 곁들여, 건강한 하루를 만들어보는 것은 어떨까?

Eco-Healthy Café
친환경 건강 카페

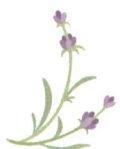

최근 한국의 카페 산업은 포화 상태라고 할 만큼 차별화 경쟁이 치열하다. 그 중심에는 최근 주목받고 있는 '대체 커피'Beanless Coffee와 같이 특별한 메뉴나 차별화된 시그니처 음료가 있다. 어려운 시기일수록 인간의 본질적인 욕구를 충족시켜주는 마케팅이 효과적인 법이다. 이러한 트렌드를 반영하여 차별화된 카페 문화를 만들어 보면 어떨까? 건강과 웰빙, 힐링과 치유 그리고 친환경이라는 최근 트렌드 키워드와 조화를 이루는 메뉴들로 말이다.

엘더플라워 허브티

친환경 건강생활과 웰빙을 지향하는 카페 메뉴에 활용해 볼 허브들은 다양하다. 그 중에서 앞서 살펴본 엘더플라워는 오랜 기간 인류와 함께해온 허브인 만큼, 그 활용법이 다양해 메뉴 개발에도 효과적이다. 가장 간단하고 편리하게 엘더플라워를 즐기는 방법은 따뜻한 허브티로 마시는 것이다. 200mL의 끓인 미네랄워터에 5g의 엘더플라워 드라이 허브를 넣고 15분간 우려낸 후, 아침과 저녁에 한 잔씩 마셔보자. 엘더플라워는 자체적으로 달콤한 향기를 가지고 있어 싱글 허브티로도 훌륭하지만, 카페에서 상업적 메뉴로 활용하고자 한다면, 풍미를 높이기 위해 레몬 껍질이나 유자 껍질을 소량 첨가하는 것도 좋은 방법이다.

미국 메릴랜드 대학 메디컬센터 The University of Maryland, Medical Centre 의 연구에 따르면, 엘더플라워는 호흡기 및 면역계 건강에 긍정적인 영향을 미친다. 또한, 필수지방산과 칼슘, 비타민 A, C, B군을 고르게 함유하고 있으며, 베타카로틴 Beta Carotene 함량이 높아 항산화 및 면역증진 효과가 뛰어나다. 이처럼 풍부한 영양성분은 우리 몸의 항산화 방어체계를 강화하고, 환절기처럼 면역력이 흔들리기 쉬운 시기에는 더욱 빛을 발한다. 겨울철 건강음료를 위해 시그니처 메뉴로 소개해 보는 것도 좋을 것이다.

엘더플라워 코디얼

'엘더플라워 코디얼' Cordial 은 여름철 청량 음료로 인기가 많으며, 감미료로도 활용할 수 있다. 유럽, 특히 영국에서 사랑받는 천연 음료로 신선한 허브의 향을 즐길 수 있다. 기본적인 레시피에 필요한 재료는 다음과 같다.

- 엘더플라워 80g
- 미네랄워터 1.5L
- 설탕 500~600g
- 구연산 Citric Acid 50g
- 오렌지 2조각 또는 레몬 3조각

만드는 방법은 다음과 같다. 미네랄워터를 끓인 후 설탕을 넣어 완전히 녹이고 실온에서 식힌다. 식은 후 구연산과 오렌지, 레몬, 엘더플라워를 넣어 잘 섞어 준다. 서늘한 곳에서 약 24시간 냉침출 Cold Infusing 한 후, 천으로 걸러 유리병에 담아 냉장 보관한다. 완성된 코디얼은 원액 형태로 보관하며 음료로 마실 때는 미네랄워터나 탄산수로 희석하여 마시는 것이 좋다. 카페에서는 이를 활용한 허브 음료나 칵테일을 개발해 건강음료로 선보이기도 한다.

엘더플라워 비네거

'엘더플라워 비네거' Vinegar 는 샐러드 드레싱이나 요리에 활용할 수 있는 허브 식초이다. 뉴질랜드 허벌리스트들은 이 식초를 다양한 재료와 블렌딩하여 더욱 풍미 있는 레시피를 개발하기도 한다. 기본적인 레시피로 준비할 재료는 다음과 같다.

- 엘더플라워 50g
- 사과 식초 1L
- 양파 1개 <small>작은 크기</small>
- 검은 후추 씨 2~3개
- 타임 Thyme 5g 또는 로즈마리 Rosemary 약간

모든 재료를 사과 식초에 넣고 고르게 저어준다. 그런 다음 살균한 유리병에 담아 밀봉하고, 서늘한 곳에서 5~6주간 냉침출 시킨다. 보관은 차광된 장소에서 최대 1년간 가능하다. 이 비네거는 샐러드 드레싱만이 아니라 다양한 요리에 활용할 수 있으며, 4인 가족 기준으로 약 6개월 이상 사용할 수 있는 양이다.

엘더플라워 샴페인

천연 발효 음료를 좋아한다면 '엘더플라워 샴페인' Champagne 을 빼놓을 수 없다. 알코올이 들어가지 않은 자연 발효 방식으로 만들어, 남녀노소 누구나 가볍게 즐길 수 있는 건강음료이다. 기본적인 레시피에 필요한 재료는 다음과 같다.

- 미네랄워터 2L
- 엘더플라워 100g
- 엘더베리 50g
- 레몬 1개
- 설탕 200~300g
- 사과 식초 또는 와인 식초 10mL

설탕을 따뜻한 미네랄워터에 녹인 후 식힌다. 그런 다음 엘더플라워, 엘더베리, 레몬, 식초를 넣어 혼합한다. 유리병에 담아 밀봉한 후, 상온에서 5~7일간 자연 발효시킨다. 발효가 완료되면 냉장 보관하여 시원하게 마시는 것을 추천한다. 자연 발효과정에서 발생하는 천연 탄산 덕분에 청량한 맛을 즐길 수 있기 때문이다. 샴페인 대용으로 활용할 수 있다는 점도 매력적이다.

차별화된 메뉴를 개발하는데 다양한 메디컬 허브를 활용할 수 있다. 엘더플라워는 그중 한 가지 예시일 뿐이다. 식물은 무궁무진한 가치를 가지고 있다. 메디컬 허브는 허브티로만 사용되는 것이 아니라 다양한 건강음료와 요리에도 활용이 가능하다. 특히 허브를 제대로 알고 다룰 줄 아는 전문가가 만든 제품은 그 가치를 더욱 빛나게 한다.

카페, 작은 자연이 되다

카페 산업이 포화 상태에 이르면서, 많은 이들이 '다음'을 고민하고 있다. 익숙한 메뉴 구성과 비슷한 콘셉트의 매장들이 경쟁하는 가운데, 이제는 보다 본질적인 차별화가 필요한 시점이다. 어쩌면 그 해답은 우리가 알고 있던 '허브'에 있을지도 모른다.

허브는 단순히 향긋한 식물 그 이상이다. 수천 년 동안 인간의 건강과 감성을 어루만져온 치유의 식물이자, 자연이 인간에게 건네는 가장 조용한 위로다. 이런 허브를 카페 공간 안으로 들여온다면 어떨까? 메뉴의 확장만이 아니라, 문화적 깊이까지 함께 담아낼 수 있다. 허브를 활용한 건강음료나 디저트는, 새로운 메뉴를 넘어 '자연을 마신다'는 감성을 고객에게 전할 수 있다.

카페가 일상의 작은 '자연'이 되는 것. 이것이 허브를 통해 새로운 길을 찾는 방법이 될 수도 있지 않을까?

Eco-Life

Man cannot protect nature with knowledge,
Nature protects us with humility.

사람은 지식으로 자연을 지킬 수 없지만,
자연은 겸손함으로 인간을 지켜주고 있다.

아이즌의 라에나무 스케치

The 3rd Part

공존,
친환경 생활을 위하여

Living Together
Eco for Green

{ 보호(保護)가 아닌 공존(共存)의 길을 걷다 }

The Age of Sail, In Search of Remedies
대항해 시대, 의약품을 찾아서

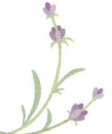

1492년, 지중해 지역에서는 패권 다툼과 종교적 갈등으로 인해 국가 간 치열한 경쟁이 벌어지고 있었다. 지중해의 서쪽에는 한반도처럼 삼면이 바다로 둘러싸인 땅이 있다. 바로 이베리아반도Iberian Peninsula 다. 피레네산맥을 경계로 유럽의 다른 지역과 분리된 이곳에는 당시 네 개의 왕국이 공존하고 있었다.

이들 국가 간의 관계는 원만하지 않았으며, 15세기에 들어서면서 갈등은 한층 더 심화되었다. 가장 큰 원인은 종교적 대립이었다. 당시 반도의 서쪽 끝에는 지금의 포르투갈이 자리하고 있었고, 나머지

지역은 세 개의 왕국으로 나뉘어 있었다. 그중 하나가 이사벨 Isabella 여왕이 다스리던 카스티야 Castile 왕국이었다. 인접한 이웃 나라 아라곤 Aragon 왕국은 페르디난드 2세 Ferdinand II의 통치 아래 있었으며, 두 국가는 정치적으로 우호적인 관계를 유지했고 종교적으로도 동일한 가톨릭 국가였다.

세기의 결혼식, 지중해 역사의 시작

이베리아반도의 주변 상황을 인식하고 있던 이사벨과 페르디난드는 로마 교황청과의 관계를 고려해 같은 길을 걷기로 약속했다. 그리고 1469년 10월, 그 약속은 두 사람의 전략적 결혼으로 실현되었다. 이 결혼은 개인 간의 관계를 넘어, 두 왕국의 하나됨을 의미하는 역사적 사건이었다. 이를 계기로 탄생한 새로운 국가가 바로 스페인 Spain 왕국이다.

이베리아반도의 세 나라 중 마지막 하나는 이슬람 왕국 그라나다 Granada였으며, 당시 무함마드 12세 Muhammad XII가 통치하고 있었다. 이사벨과 페르디난드는 통합된 왕국의 힘을 바탕으로 남아 있던 그라나다를 정복하기로 합의했다. 그리고 마침내 1492년 1월 2일, 두 사람은 그라나다의 주권을 넘겨받았다. 이로써 이베리아반도의 세 왕국은 통일되어 하나의 가톨릭 국가가 수립되었다.

이사벨은 여왕으로서 실권을 장악하자마자 같은 해 4월부터 대규모 함대 구성을 시작했다. 목표는 동양과 서양을 잇는 해상 항로의 개척이었다. 그 배경에는 오랜 기간 유럽 전역을 포함해 사회 전반에 깊은 영향을 미친 팬데믹Pandemic 흑사병Pest이 있었다. 당시에는 흑사병의 정확한 치료제가 없었고, 그 원인을 밝혀내기에는 인류의 지식이 턱없이 부족했다. 그렇다고 아무런 대응책이 없었던 것은 아니다. 허브Herbs가 치료제로 사용될 수 있었기 때문이다. 허브는 수천 년의 역사 속에서 인류의 생존을 위해 음식이자 약이 되는 식물이었으니 말이다.

대항해 시대의 서막, 흑사병 팬데믹

당시 유일한 의약품이었던 허브는 대부분 아시아 즉, 동양에서 수입되었기 때문에 매우 귀하고 가격 또한 높았다. 흑사병 팬데믹이 장기화되자 중개무역을 해오던 아라비아 상인들은 엄청난 폭리를 취하게 되었다. 이로 인해 유럽인들의 반감은 커졌지만, 의약품 거래를 통해 발생하는 천문학적 수익은 결코 외면할 수 없는 유혹으로 남았다.

이사벨 여왕은 이러한 시대적 흐름을 정확히 간파했다. 그녀는 통일된 왕국 스페인의 미래가 경제력에 달려 있다고 믿었고, 이를 위해 대규모 함대를 이끌고 머나먼 바닷길을 개척할 인물을 찾기 시작했다. 삼면이 바다로 둘러싸인 이베리아반도 사람들만큼 배를 잘 다루고 뛰어난 항해 기술을 지닌 이들은 없었다. 따라서 동서양 직항로를 가장 먼저 개척할 나라는 스페인이라 믿었다. 이사벨 여왕은 아라비아 상인을 거치지 않고 의약품을 직접 확보할 수 있는 탐험가를 간절히 원하고 있었다.

드디어 크리스토퍼 콜럼버스 Christoper Columbus 가 등장한다. 그는 대항해를 이끌 적임자로서 이사벨 여왕의 전폭적인 후원을 받았고, 마침내 첫 항해에 나서게 되었다. 그러나 대서양을 건너 긴 여정 끝에 거쳐 도착한 인도는 생각과는 전혀 다른 모습이었다. 말로만 듣던 갠지스 Ganges 강은 예상보다 사람들의 왕래가 적었고, 인도인들의 모습도 전해 들은 것과는 많이 달랐다. 그들은 말과 창을 능숙하게 다루며 부족 중심의 공동체를 이루고 있었다. 하지만 콜럼버스는 크게 개의치 않았다. 그의 목적은 오직 의약품을 확보하는 것이었기 때문이다. 그러나 문제는 바로 거기에 있었다. 진통제로 사용되던 클로브 Clove 는 좀처럼 찾기 어려웠고, 상처 치료제인 터메릭 Turmeric 을 아는 이도 없었다. 무엇보다 물품 교역이 활발한 항구 도시의 모습은 전혀 찾아볼 수 없었다.

인도인의 나라

콜럼버스가 느낀 당혹감은 어쩌면 당연한 것이었다. 그가 도착한 곳은 인도가 아니라 지금의 북미지역, 바로 북아메리카였기 때문이다. 당시 이곳은 지도에조차 존재하지 않던 미지의 땅이었다. 콜럼버스는 이베리아반도에서 서쪽으로 직진하면 인도의 코지코드 Kozhikode, 즉 향신료 무역의 중심 도시인 캘리컷 Calicut 에 도착할 것이라 믿었다. 그러나 그가 도착한 곳은 인도가 아니었다. 이러한 역사적 배경이 오늘날 미국의 '아메리카 인디언'을 지칭하는 명칭에 인도인Indian이라는 표현이 포함된 이유다.

신대륙의 발견은 인류사에 큰 전환점이 되었지만, 훗날 스페인이 포르투갈Portugal과의 패권 경쟁을 통해 주도권을 되찾기 전까지 그 땅에 대한 관심은 그리 크지 않았다. 한편 이러한 스페인의 행보를 누구보다 예의주시하고 있던 나라가 있었으니, 바로 포르투갈이다. 당시 포르투갈의 군주 마누엘 1세Manuel I는 새로운 대항해를 준비하고 있었다. 이때 등장한 인물이 바스쿠 다 가마Vasco da Gama였다. 그는 누구보다 콜럼버스의 실패를 잘 알고 있었고, 그 경험을 타산지석他山之石 삼아 새로운 전략을 세웠다.

바스쿠 다 가마는 항로를 변경해 아프리카Africa 연안을 따라 항해했고 희망봉Cape of Good Hope을 돌아 마다가스카르Madagascar 해협을 통과하는 경로를 택했다. 그리고 그 선택은 성공으로 이어졌다. 마침내 유럽의 오랜 숙원이었던 인도 직항로가 열리게 된 것이다. 이것은 인류 역사에서 대항해 시대의 시작을 알리는 서막이었다.

생존을 위한 길, 실크로드

대항해 시대는 부와 명예를 쫓는 탐험의 시기이기도 했지만, 궁극적으로는 생존을 위한 필연적인 선택이었다. 여전히 향신료나 조미료를 얻기 위해 항로를 개척했다고 오해하는 사람들이 있다. 일부에서는 아라비아 상인들이 아름다운 비단을 거래하며 실크로드가 형성되었다고 보기도 하지만 바스쿠의 바닷길은 수많은 항해자들의 피와 희생이 깃든 목숨을 건 길이었다. 아라비아를 통과하는 육로나 바닷길을 통한 항해는 유럽에게 있어 생존을 위한 절박한 선택이었던 것이다.

항로 착오로 인해 포르투갈보다 한발 늦었지만, 스페인은 결국 세계 무역 시장의 주도권을 잡게 되었다. 아메리카 대륙에 대한 지배권을 확장해 나갔고 한때 인도인으로 생각했던 아메리카 원주민에 대한 관심도 점차 깊어졌다. 스페인 사람들은 원주민들이 몸살 감기로 고통받을 때 특정 나무의 속껍질 Inner Bark 을 벗겨 씹거나, 뜨거운 물에 우려내 마시는 모습을 보게 되었다. 그 효과는 기대 이상이었다. 마시기만 해도 기적처럼 회복되었기 때문이다. 이 나무는 윌로우 Willow 로 불리는 식물로 학명 Botanical Name 은 '살릭스 알바' Salix alba 이다. 서양에서 자생하는 버드나무라 하여 서양 버드나무라고도 불린다.

그 효능을 직접 경험한 스페인은 윌로우를 유럽으로 옮겨 식재하고 사용하기 시작했다. 훗날 생화학이 발달하여 이 나무의 유효성분인 파이토케미컬이 밝혀질 때까지 서양인들은 감기나 몸살 증상이 있을 때 건강차로 달여 마셨다. 실제로 그 효과는 매우 뛰어났으며 열이 가라앉고 근육통이 완화되었다.

아스피린과 바이엘

19세기에 들어서며, 윌로우의 치료 효과가 과학적으로 밝혀지기 시작했다. 주요 활성성분은 살리신 Salicin 으로, 윌로우의 학명 살릭스 Salix 에서 유래했다. 살리신은 체내에서 대사되어 살리실산 Salicylic Acid 으로 전환되는데, 살리실산은 효과가 뛰어났지만 직접 복용 시 위장 자극 등의 부작용이 있었다. 그러나 이는 당시 발전하고 있던 약물학과 생화학의 기술을 통해 해결할 수 있었고, 그 결과 최종적으로 합성된 약물이 바로 아세틸살리실산 Acetyl-Salicylic Acid 이다. 이것이 오늘날까지 소염진통제로 널리 사용되는 아스피린 Aspirin 의 핵심 성분이다.

아스피린의 이름은 '아세틸' Acetyl 과 '스피레아' Spiraea 두 단어의 합성어에 의약품을 의미하는 접미사 '인' In 을 추가하여 명명되었다. 스피레아는 현재 '메도우스위트' Meadowsweet 라 불리는 허브로 윌로우와는 다른 식물이다. 과거에는 스피레아에서도 살리실산의 대사 전 물질인 살리신이 추출된다고 여겨져 아스피린 이름에 영향을 주었다. 한편 일찍이 이러한 아스피린의 기능성에 주목한 인물이 있었다. 당시 염색 공장을 운영하던 독일 출신의 프레드리히 바이엘 Friedrich Bayer 이다. 그는 공장을 운영하며 천연염색에 쓰이는 다양한 식물 원료를 다루어 왔고 자연스럽게 착색과 염색을 위한 식물성 유효성분, 즉 파이토케미컬에 대한 지식도 갖추고 있었다.

프레드리히 바이엘은 염색 제조 과정에서 얻어지는 부산물, 아닐린 Aniline의 진통과 해열작용에 주목하였으며, 아스피린의 원료가 되는 아세틸살리실산의 미래 가치도 높게 평가했다. 그는 의약품 산업의 가능성을 믿고 미래 성장동력을 위한 도전을 시작했다. 그의 결정은 탁월했다. 사업은 대성공을 거두었고, 지속적인 연구를 통해 섭취가 불편했던 분말제품은 알약 Tablet 형태로 개선되었다. 그는 생산된 알약마다 자신의 이름을 새겨 넣었다. 이것이 세계적인 제약회사 바이엘 BAYER의 시작이다.

전화위복 轉禍爲福이라는 말이 있다. 삶이 고단하고 힘들어도 우리가 견딜 수 있는 이유는 그 안의 위기를 기회로 바꾸는 행운이 있기 때문이다. 인류 역사에서 전쟁과 종교 갈등, 전염병과 팬데믹의 위협은 역설적으로 인류를 구원할 대항해 시대의 문을 열었다. 그것은 바로 의약품을 찾기 위한 여정이었다. 그 행운의 보물상자는 자연 속에 숨겨져 있었으며, 오늘날 우리가 국가와 민족을 넘어 함께 공존 共存할 수 있는 이유이기도 하다.

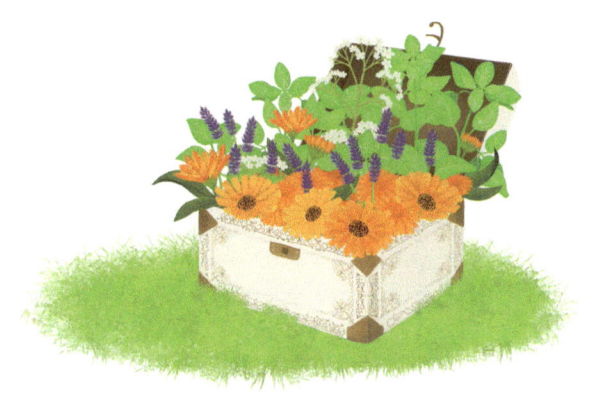

The Value of Eco-Friendly
친환경, 공존(共存)의 가치

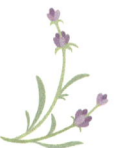

봄이 오면 자연이 먼저 반응한다. 겨우내 웅크렸던 나무들이 서서히 기지개를 켜고, 따스한 햇살이 온기를 퍼뜨린다. 파란 하늘과 생기가 가득한 푸른 잎들. 온몸으로 봄이 왔음을 느낄 수 있는 순간이다. 하지만 요즘의 봄은 조금 다르다. 햇볕의 따스함은 예전만 못하고, 파란 하늘은 점점 빛을 잃어가고 있다. 공기마저 무겁게 느껴지는 날이 많아졌다.

이 변화는 이상기후 때문일까? 아니면 CO_2 배출의 결과일까? 물론 이 두 가지 요인도 크지만, 모든 책임을 그 탓으로만 돌릴 수는 없다. 이제는 우리가 환경 문제를 대하는 태도부터 바꾸어야 한다. 단순히 탄소 배출을 줄이자는 소극적인 방식이 아니라, 더 적극적으로 자연과 공존하는 방법을 찾아야 할 것이다.

에코(Eco), 공존의 이유

요즘은 '친환경'이라는 단어를 어디에서나 들을 수 있다. 유기농, '에코'Eco라는 단어도 쉽게 접할 수 있다. 어느 방송에서 흥미로운 사례 하나를 소개한 적이 있다. 한 기업이 제품 포장에 친환경이라는 단어만 추가했을 뿐인데 매출이 눈에 띄게 증가했다고 한다. 정말로 친환경이 더 많은 가치를 제공하기 때문일까? 아니면 우리가 그 단어에서 긍정적인 이미지를 자동적으로 떠올리기 때문일까?

환경이 변하고 있다는 것을 우리 모두가 체감하고 있다. 20세기까지만 해도 이러한 변화는 점진적이었지만, 이제는 하루가 다르게 극적인 변화를 거듭하고 있다. 기후변화는 더 이상 뉴스 속의 먼 이야기가 아니라 우리의 일상과 미래를 위협하는 현실이 되었다. 기업들도 이러한 위기를 반영해 '친환경 마케팅'을 내세우고 있지만, 과연 그들이 말하는 것만큼 친환경을 위한 실천이 이루어지고 있을까?

'에코'Eco라는 단어는 단순한 환경 보호 이상의 의미를 담고 있다. 이 단어는 지구 생태계를 뜻하는 '에콜로지'Ecology와 관련이 있지만 본질적으로는 그리스 신화 속 '가이아'Gaia를 상징한다. 가이아는 서양에서는 '마더 네이처'Mother Nature, 동양에서는 '대지의 여신'大地女神으로 불리며, 지구를 하나의 생명체로 바라보는 철학적 의미를 담고 있다.

이런 관점에서 본다면, 인간의 편의를 위해 자연을 희생하는 것은 결국 우리 자신을 해치는 일일지도 모른다. 진정한 '에코'는 인간과 자연이 함께 살아가는 공존의 방법을 고민하는 데서 시작되어야 한다. 우리가 사용하는 제품 하나를 만들 때에도, 그 원료가 어디서 왔고, 어떤 과정을 거쳤는지를 살펴보아야 한다. 바로 이것이 '에코 프렌들리'Eco-Friendly가 단순한 마케팅 용어가 아니라 '생태적 가치'Ecological Value를 실천하는 삶의 방식이 되어야 하는 이유다.

현재 전 세계는 CO_2 배출을 줄이기 위해 다양한 논의를 진행하고 있다. 일본 교토에서 마련된 '교토 프로토콜'Kyoto Protocol을 기반으로 각국이 다양한 환경 정책을 펼치고 있지만, 이산화탄소 감축만으로는 충분하지 않다. 사람들이 일상의 편리함을 과연 쉽게 포기할 수 있을까? 아마 쉽지 않을 것이다. 그렇다면 현실적인 해결책은 무엇일까? 오히려 녹색자원의 활용을 확대하는 것이 더 효과적인 대안이 될 수 있다. CO_2를 산소로 바꾸는 유일한 존재는 식물이다. 그렇다면, 식물을 더 많이 심고 보호하는 것이야말로 가장 단순하고도 확실한 환경 보호 방법이 아닐까? 기회가 있을 때마다 관련 정책을 담당하는 분들께 이야기한다. 탄소배출을 절감하는 인위적인 방안보다 그 역할을 담당할 식물을 믿어 보자고 말이다. 왜냐하면 초록의 식물들이 인간보다 더 환경 친화적인 일꾼이기 때문이다.

보호(保護)가 아닌 공존(共存)

지금의 기후변화는 어쩌면 공존共存의 가치를 잃어버린 데서 비롯된 것일지도 모른다. 진정한 친환경은 단순히 "화학물질을 덜 사용했다"는 것만으로 정의될 수 없다. 녹색식물과 자연 생태계를 보호하고 유지할 수 있는 실질적인 시스템이 뒷받침되어야 한다. 그렇기 때문에 제품을 선택할 때는 신뢰할 수 있는 친환경 인증 마크나 공신력 있는 기관의 추천을 참고하는 것이 중요하다.

먹는 음식부터 입는 옷, 사용하는 화장품과 의약품까지, 우리가 일상에서 접하는 대부분의 제품들은 식물성 원료로 만들어진다. 하지만 그 원료들이 어디에서, 어떻게 생산되는지 생각해 본 적이 있는가? 이를 재배하는 농부들은 어떤 철학을 가지고 있으며, 그 농장은 과연 지속 가능한 방식으로 운영되고 있을까? 특히 건강을 위한 제품을 선택할 때는 이러한 질문에 더욱 신중해야 한다.

녹색의학에서 다루는 메디컬 허브는 인류가 오랜 세월 검증하며 가치를 발견해 온 소중한 자원이다. 우리는 이 귀한 자원을 우리 세대에서만 소비해서 끝낼 것이 아니라, 다음 세대에도 온전히 물려줄 책임이 있다. 식물을 우리의 동반자이자 생존을 위한 필수적인 자원으로 바라보는 것도 필요하다.

이제는 표면적으로만 '친환경'을 외치는 것이 아니라, 자연과 함께 살아가는 실천적인 삶이 필요하다. 우리가 할 수 있는 작은 실천들이 모이면, 더 건강한 지구를 후손들에게 물려줄 수 있을 것이다.

Herbalist's Atelier

친환경 생활건강, 애프터눈 타임

차 한 잔의 여유는 몸과 마음을 돌보는 작은 의식과도 같다. 하루 일정에 맞추어 적절하게 허브티를 선택하면, 생체리듬을 균형있게 유지하고 필요한 에너지를 효율적으로 관리할 수 있다.

오후 1시~2시: 소화 촉진과 기분 전환

점심을 먹은 후에는 소화기관이 활발히 작동하지만, 과식하거나 기름진 음식을 섭취했다면 속이 불편할 수 있다. 이럴 때 시원한 허브티로 몸과 마음을 가볍게 다독여보자. '라즈베리 잎' Raspberry Leaf 과 '페퍼민트' Peppermint 를 아이스 허브티로 섭취하면, 두뇌 회전에도 도움이 되고 나른한 오후의 식곤증을 피하는데도 효과적이다.

Green Plants are Here for You
식물이 곁에 있다는 것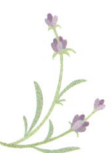

"Time is certainly flying." 시간이 화살처럼 지나가고 있다. 한국과 뉴질랜드를 오가며 녹색식물을 통해 우리 삶을 이야기해 온 시간도 빠르게 흐르고 있다. 오랜 시간 두 나라를 오가며 느끼는 경이로움 중 하나는 북반구인 한국과 남반구인 뉴질랜드의 계절적 차이다.

계절이 주는 자연의 신비

한국의 연말연시는 차가운 겨울이지만, 뉴질랜드의 연말은 뜨거운 여름이다. 한국은 성탄절 하면 하얀 눈길, 썰매 그리고 털모자를 쓴 산타클로스를 떠올리지만 뉴질랜드나 호주에서는 바닷가에서 시원한 여름을 즐기는 산타클로스를 만날 수 있다. 같은 지구에서 같은 시간을 살아가면서도 이렇게 정반대의 계절을 경험하는 것은 자연의 신비로움이 아닐 수 없다.

그런데 이러한 자연의 질서가 점점 무너지고 있다. 이는 단순한 계절적 차이가 아니라, 우리가 살아가는 지구 생태계가 점점 더 불안정해지고 있음을 의미한다. 날씨의 급격한 변화와 이상기후 현상 역시 자연적인 순환이 아니라, 인간 활동의 결과로 나타난다. 우리는 매년 점점 더 뜨거워지는 여름과 따뜻해지는 겨울을 경험하고 있으며, 극단적인 폭우와 가뭄도 더욱 빈번해지고 있다.

지구가 보내는 경고

유엔 기후변화협약 총회 COP와 기후변화에 대한 정부 간 협의체 IPCC의 보고서를 보면, 지구가 보내는 경고 신호를 쉽게 확인할 수 있다. 지난 100여 년 동안 광물 채굴로 인해 사라진 땅의 면적은 대한민국 면적의 10배를 넘었다. 19세기에 100만 종이 넘었던 식물군은 21세기에 들어서며 25만 종 이상이 사라졌다. 이는 생태계의 균형이 무너지고 있다는 심각한 신호이다.

사람과 지구의 건강은 놀랍도록 닮아 있다. 지구 역시 살아있는 생명체처럼 끊임없이 변화하고 성장하며 스스로 균형을 유지하려 한다. 그러나 그 균형이 무너지면, 지구 곳곳에서 다양한 문제가 발생한다. 생태계의 균형은 지구가 건강을 유지하는 기반이며, 이를 통해 우리는 인간과 자연이 얼마나 조화롭게 공존하고 있는지를 알 수 있다. 우리는 식물로부터 영양과 생명력을 얻는다. 만약 창조주가 식물에게 부여한 사명이 있다면 지구상의 모든 생명체에게 에너지를 공급하는 일이 아닐까? 그러나 요즘의 환경 변화를 보면 식물들이 본연의 역할을 제대로 수행하기 어려워지고 있다.

화석 연료의 사용, 산업화로 인한 환경오염, 무분별한 삼림 파괴는 기후변화를 가속화하고 있으며, 그로 인해 식물과 동물은 점점 더 살아가기 힘든 환경에 처하고 있다. 이제 우리는 이러한 변화가 자연스러운 현상이 아니라 인간이 초래한 결과임을 받아들여야 한다. 생태계의 작은 변화마저도 결국 우리의 삶에 깊숙이 영향을 미치게 된다.

기후 변화와 우리의 삶

제주발전연구원의 보고서에 따르면, 21세기 말까지 제주도의 연평균 기온이 현재의 14.9℃에서 20.2℃까지 상승할 것으로 예측된다. 한국의 기후가 점차 열대성으로 바뀌고 있다는 것은, 농업과 해양생태계, 축산업 등 다양한 분야에 큰 영향을 미칠 수 있음을 시사한다. 먹거리가 바뀌면 우리의 건강과 삶의 방식도 변할 수밖에 없다. 기후변화는 더 이상 환경에 국한된 문제가 아니라, 인간의 생존과 직결된 문제인 것이다. 인류의 건강이 생태계의 건강과 밀접하게 연결되어 있음을 잊지 말아야 한다.

식물성 유효성분인 파이토케미컬은 혹독한 환경 속에서 식물들이 스스로 생존하기 위해 만들어낸 것이다. 만약 기후가 급변해 겨울이 사라진다면, 이러한 생존 과정에 변화가 생기고, 건강한 약용식물을 얻는 일도 점점 어려워질 것이다. 더 나아가 식물이 자랄 수 있는 환경이 줄어들고 사막화가 가속화된다면, 우리가 당연하게 여겨왔던 녹색 공간마저 사라질 위험이 있다.

이러한 변화는 우리의 식생활에도 영향을 줄 것이다. 과거 한국에서 쉽게 재배되던 작물들도 기후변화에 적응하지 못하면서 새로운 품종들이 개발되고, 우리가 섭취하는 영양소와 식품에도 심각한 영향을 주고 있다.

우리가 할 수 있는 일

어쩌면 미래 세대에게는 지금 우리가 당연하게 누리고 있는 푸른 숲과 녹색 환경이 더 이상 익숙하지 않을지도 모른다. 오늘날 우리는 별다른 노력 없이 자연이 주는 혜택과 허브를 즐기고 있지만, 앞으로는 그 가치가 지금보다 훨씬 더 소중한 자원이 될지도 모른다. 자연을 보호하기 위한 국가적 정책이나 제도도 물론 중요하지만, 그보다 더 중요한 것은 우리가 일상에서 건강한 생태계를 위해 무엇을 실천할 수 있는지 고민하는 일이다.

우리가 할 수 있는 일은 어쩌면 작고 소박할지도 모른다. 플라스틱 사용을 줄이고, 대중교통을 이용하며, 일회용 제품 대신 지속 가능한 대안을 선택하는 작은 실천들이 모이면 결국 큰 변화를 만들어낼 수 있다. 개인의 작은 노력이 모여야 사회적 변화를 이끌어낼 수 있으며, 자연과 조화를 이루며 살아가는 삶이야말로 우리가 후대에게 남겨줄 수 있는 가장 큰 유산이 될 것이다.

지금 당연하게 누리고 있는 녹색식물들이 앞으로도 우리 곁에 계속 머물 수 있도록, 그 소중함을 다시 한번 되새겨야 할 때다. 자연은 우리에게 언제나 넉넉한 품을 내어 주었지만, 과연 우리는 그에 제대로 보답하고 있을까? 이제는 우리가 자연을 위해 무엇을 할 수 있을지 고민하고, 지속 가능한 미래를 향해 작은 걸음을 내디뎌야 할 때다.

Essential Source of Life
물, 공존의 지혜

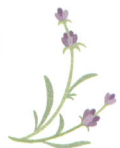

식물이 목말라 하고 있다. 단순히 물이 부족해서가 아니라 마실 수 있는 제대로 된 물이 없기 때문이다. 식물은 사람보다 강인한 생명력을 가지고 있다. 척박한 땅 위에서도 뿌리를 내리고, 사막과 바위 틈에서도 꽃을 피운다. 그런 식물조차 "이건 마실 수 없어"라며 등을 돌리는 물이라면, 우리는 과연 어떻게 살아가야 할까? 지금 우리가 마주한 문제는 단순한 물 부족만이 아니다. 맑고 깨끗한 물, 생명을 살리는 물이 사라져가고 있다는 데 있다. '물이 있다'는 것이 곧 '물을 마실 수 있다'는 의미가 되지 못하는 시대. 그 안에서 식물은 침묵으로 경고하고 있다.

식물과 인간 그리고 물

인체의 65~70%를 차지하는 물은 우리 몸에 꼭 필요한 필수 영양소이자 인체 대사활동의 핵심 요소이다. 작은 세포 내 에너지 발전소인 '미토콘드리아'Mitochondria에서부터 피부의 '보습작용'Moisturizing에 이르기까지 물은 생명 유지뿐 아니라 '전해질 균형'Electrolyte Balancing의 유지에도 필수적이다. 우리 몸은 매일 1.5~2L의 물을 필요로 한다. 수분이 지나치게 많아도 문제가 되지만, 부족해져 '탈수 상태'Dehydration에 이르면 더욱 치명적일 수 있다.

정상적인 소변은 색이 맑고 거의 무색인 것이 특징이다. 만일 어둡거나 탁한 노란색이라면 수분 균형에 문제가 없는지 점검해 봐야 한다. 입안의 타액 양도 수분과 밀접한 관련이 있으므로 입안이 자주 마르고 타액이 끈적이게 느껴진다면, 수분 섭취가 충분한지 확인할 필요가 있다. 수분 균형이 깨지면 변비뿐만 아니라 신장 기능 저하와 혈압 상승에도 영향을 미칠 수 있다.

신이 주신 거라면 먹자

녹색의학에서 '물은 치료제'Therapeutic Agent이다. 물은 지구 상의 그 어떤 의약품보다 중요하다. 메디컬 허브에는 다양한 식물성 유효성분이 함유되어 있지만, 물이 없다면 그 효능을 온전히 발휘할 수 없다. 물은 필수 영양소이면서 동시에 허브의 유효성분을 인체에 효과적으로 전달해주는 매개체이다. 좋은 물을 충분히 마시는 것만으로도 건강을 지킬 수 있다는 말은 결코 과장이 아니다.

물은 물 그 자체여야 한다. 영양학자이자 운동치료 전문가였던 잭 라레인Jack Lalanne은 이렇게 말했다. "신이 주신 거라면 드세요. 그러나 사람이 만든 것이라면 드시지 마세요." 언뜻 신학자의 말처럼 들릴 수 있지만, 이는 인공적인 것보다 자연이 주는 것을 섭취해야 한다는 의미를 담고 있다. 사람들은 더 건강한 물을 만들기 위해 노력한다. 하지만 녹색의학에서 말하는 건강한 물은 자연 그대로의 물이다. 산소 포화도가 높고 미네랄이 풍부하며, 병원성 미생물과 유해 성분이 제거된 물이 가장 이상적이다. 마치 깊은 산속의 약초들이 마시는 물처럼 말이다.

수자원 보호와 공존의 지혜

18세기까지만 해도 지구는 촉촉한 피부를 가진 건강한 모습이었다. 그러나 21세기의 지구는 점점 메마르고 생기마저 잃어가고 있다. 그 주된 원인은 '생태계의 불균형'Ecological Unblance이다. 녹색자원의 감소로 식물들의 자생 면적이 급격히 줄어들고 있다. 대기 오염을 줄이고 지구 온난화를 예방하는 가장 효과적인 방법은 결국 식물을 보호하는 것이다. 식물은 지구환경의 파수꾼이기 때문이다. 그러나 우리는 숲을 지키기보다는 나무를 베어내는 데 급급하다. 식물을 우리와 함께 공존하는 가족이 아니라, 단지 인간을 위해 존재하는 도구로 여기기 때문은 아닐까? 이런 현실을 생각할 때 우리 지구의 미래가 더욱 염려스럽다.

물 부족의 원인은 수자원의 남용 때문만은 아니다. 물을 아껴 쓰는 것도 중요하지만 그것만으로는 근본적인 해결책이 될 수 없다. 게다가 절약에는 한계가 있다. 일부 사람들은 식물이 너무 많은 물을 흡수한다고 주장하지만, 정작 식물이 있어야 비가 내리고 물이 순환될 수 있다는 근본적인 사실을 간과해서는 안 된다. 물을 보관할 대규모 담수 시설을 만든다고 해도 비가 내리지 않으면 아무 소용이 없다. 결국, 녹색자원을 지키는 일이야말로 수자원을 보호하는 가장 근본적인 길이다.

지구의 치유 능력

물 부족이 심화되면서 세계 곳곳에서 갈등이 발생하고 있다. 중동과 같은 산유국에서는 석유를 팔아 마실 물을 사들이고 있다. 물이 기름보다 귀한 시대가 온 것이다. 아프리카 일부 국가는 바닷물을 담수화 해 사용하지만, 천문학적인 비용 때문에 지속 가능한 해결책은 될 수 없다. 유엔UN은 2025년까지 약 27억 명이 심각한 물 부족 사태를 겪을 것이라고 경고했다. 이미 10억 명이 넘는 사람들이 오염된 식수를 사용하고 있으며, 매년 500만 명 이상이 콜레라와 같은 수인성 질병으로 목숨을 잃고 있다. 한국도 예외는 아니다. 물 부족은 더 이상 먼 미래의 일이 아니라 우리가 지금 직면하고 있는 현실이다.

지구의 아픔을 인간이 직접 치유할 수는 없다. 하지만 지구가 스스로 회복할 수 있도록 돕는 것은 가능하다. 우리가 해야 할 일은 흙과 식물 그리고 대기 중의 물이 자연스럽게 순환할 수 있도록 돕는 것이다. 자연이 가진 치유 능력이 온전히 발휘될 수 있도록 우리의 생각과 행동을 바꿔야 할 때이다.

Fruits from Hardships
고난(苦難) 뒤에 얻는 기쁨

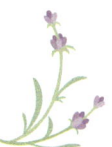

음식을 섭취한다는 것은 단순히 에너지를 얻는 과정은 아닐 것이다. 채소 한 조각, 과일 한 입을 베어 물 때 입안 가득 퍼지는 감미로운 맛, 혀끝에서 느껴지는 달콤함과 산뜻한 신맛 그리고 씁쓸한 여운까지, 이 모든 감각을 온전히 즐길 수 있다는 것은 인간만이 누릴 수 있는 경험일 것이다. 음식은 생명 유지를 위한 에너지의 공급이며 동시에 삶의 즐거움이다. 한 입 한 입, 그 안에 담긴 자연의 정성을 떠올려 보자. 우리의 식탁 위에 놓인 채소나 과일, 그 한 조각마다 모두 햇빛과 비 그리고 땅의 기운이 빚어 낸 생명의 흔적이니 말이다.

먹는 즐거움을 넘어

맛있는 음식을 입에 넣는 순간, 혀끝에서 퍼지는 풍미는 감각과 뇌를 깨우고 '시상하부'Hypothalamus와 '뇌하수체'Pituitary gland를 자극하여 다양한 호르몬을 분비하기 시작한다. 이러한 변화 덕분에 우리는 만족감과 행복감을 느낄 수 있다. 음식에는 눈에 보이지 않지만 단순한 즐거움 이상의 가치가 담겨 있다. 신선한 채소와 과일이 지닌 색과 향 그리고 그 안에 깃든 생명 에너지는 우리가 일상에서 가장 직접적으로 느낄 수 있는 자연의 선물이며 섬세한 손길이다.

식물성 성분들은 건강한 식단을 유지하는데 중요한 역할을 한다. 그렇다면, 이러한 식물성 유효성분들은 어디에서 비롯되는 걸까? 식물은 무더운 여름에도 피서를 갈 수 없고 혹한의 겨울에도 눈보라를 피할 수 없다. 그저 그 자리에 뿌리를 내린 채 묵묵히 견디고 버티며 생을 이어 나가야 한다. 하지만 식물이 살아가는 데 있어서 계절과 기후만이 장애물은 아니다. 수많은 해충이 뿌리를 공격하고, 때로는 초식동물이 잎과 줄기를 갉아먹기도 한다. 우리에게 친숙한 초식동물조차 식물의 입장에서 본다면 생존을 위협하는 포식자일 수 있다.

고단한 삶의 여정

사람들은 흔히 인생이 고달프다고 말하지만, 녹색식물로 이 세상을 살아간다는 것은 또 다른 차원의 고단함이다. 우리가 '고난'苦難 이라 부르는 삶의 여정은 어쩌면 식물의 생존 방식을 두고 말하는 것이 아닐까? 식물은 햇살 아래 피어나 거센 비바람을 견디며 뿌리를 더욱 깊이 내리고, 척박한 땅에서도 꿋꿋이 생명을 이어간다.

그러나 이 고난은 그저 시련으로만 끝나지 않는다. 그 속에는 놀라운 비밀이 숨겨져 있다. 식물은 시련을 통과하며 마침내 치유의 힘을 품는다. 바람과 비, 뜨거운 태양 아래에서 자신만의 유효성분을 만들어내고, 그 성분은 인간을 비롯한 다른 생명체들에게 귀중한 자양분과 치료제가 된다. 삶의 고난이 우리를 단련시키고 더 깊은 지혜와 공감을 안겨주듯이 시련을 겪으며 우리는 더욱 굳건해지는 존재들이다. 고통 속에서도 삶의 가치를 얻을 수 있다는 것, 이것이 자연이 우리에게 들려주는 깊은 가르침이 아닐까?

앞서 언급했듯이, 모든 식물 성분이 인간에게 이로운 것은 아니다. 식물은 치료제가 되기도 하지만 독이 되어 생명을 위협할 수도 있다. 자연이 주는 선물이 언제나 안전한 것은 아니기에 녹색의학에서는 식물성 영양성분과 유효성분을 철저히 구분하여 관리한다. 최근 건강에 대한 관심이 증가하면서 파이토케미컬 Phytochemicals 에 대한 연구가 활발히 이루어지고 있다. 파이토케미컬은 식물이 스스로를 보호하기 위해 생성한 유효성분 중에서 그 효과가 검증된 것들을 의미하며, 자연이 인간에게 건네는 신중하고도 값진 선물이라 할 수 있다.

구원자, 파이토케미컬

파이토케미컬은 화학적 특성에 따라 여러 유형으로 나뉜다. 대표적으로 페놀 Phenol 계열, 알칼로이드 Alkaloid 계열 그리고 카로티노이드 Carotenoid 계열로 구분할 수 있다. 복잡한 화학적 개념을 나열하기보다는, 최근 주목받고 있는 특정 유효성분을 하나씩 살펴보는 편이 더 이해하기 쉬울 것이다.

가장 대표적인 파이토케미컬은 플라보노이드 Flavonoid 이다. 식물의 색소 성분이자 강력한 항산화 작용을 하는 플라보노이드는 최근 많은 연구자들의 관심을 받고 있다. 특히 녹차의 '카테킨' Catechin 성분은 심혈관 건강과 콜레스테롤 수치 조절에 중요한 역할을 하며, 이를 뒷받침하는 다양한 연구 결과들이 발표되고 있다. 또 다른 성분으로 '안토시아닌' Anthocyanin 이 요즘 주목을 받고 있다. 주로 베리 Berry 과 식물의 열매에 포함된 이 성분은 시각 신경의 대사 과정과 항산화 작용에 긍정적인 영향을 미치는 것으로 알려져 있다.

한국에서도 관심이 높은 파이토케미컬 중 하나가 바로 '실리마린' Silymarin 이다. 간 건강과 밀접한 관련이 있는 이 성분은 최근 한국 건강기능식품 시장에서 큰 주목을 받고 있다. 특히 실리마린이 함유된 '밀크시슬' Milk Thistle 은 건강보조식품과 제약 분야에서 핵심 원료로 사용되며, 다양한 제품의 주요 성분으로 자리 잡았다. 그러나 동전의 양면처럼, 특정 파이토케미컬에 대한 과도한 맹신은 오히려 부작용을 초래할 수도 있다. 건강에 유익한 성분이더라도 과용하면 독이 될 수 있음을 기억해야 한다. AI 인공지능이나 IT 기술이 발전하면서 파이토케미컬에 대한 정보를 쉽게 접할 수 있지만, 일부 정보는 과장되거나 오류가 포함되기도 한다. 보다 정확한 정보를 얻기 위해서는 전문가의 조언을 참고하는 것이 중요하다.

 식물성 유효성분인 파이토케미컬이 식물 속에서 어떻게 생성되는지를 이제 알게 되었다. 혹독한 환경 속에서도 꿋꿋이 생존을 이어가는 녹색식물에게 더 깊은 감사를 느낄 수 있는 계기가 되었으면 좋겠다.

An Outcry over the Survival
카페인, 생존을 위한 외침

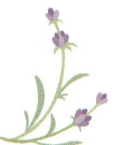

허브에는 다양한 영양성분과 건강을 돕는 유효성분이 풍부하게 함유되어 있다. 하지만 모든 식물성 유효성분이 항상 건강에 이로운 것만은 아니다. 메디컬 허브의 품질과 성분은 주변 환경의 영향을 크게 받는데, 이는 사람이 환경에 따라 다르게 성장하고 변화하는 것과 유사하다. 식물에는 주의가 필요한 성분들도 있으며 이러한 성분을 '파이토톡식'Phytotoxic이라 한다. 대표적으로 '카페인'Caffeine, '니코틴'Nicotine, '코카인'Cocaine 등이 있다.

코카인과 니코틴

코카인은 남미 '잉카'Inca 제국의 전사들이 섭취했던 '코카'Coca 나무 잎에서 추출된 성분이다. 15세기부터 16세기 초까지, 남아메리카 중앙 안데스 지방을 중심으로 성장했던 잉카 제국은 막강한 군사력을 자랑했는데 그 이면에는 코카나무의 영향도 무시할 수 없다. 잉카 전사들은 코카나무 잎을 씹으며 체력을 보충했고, 고산지대의 극한 환경에서도 놀라운 활력을 유지했다고 전해진다.

16세기 유럽에 코카나무가 도입된 이후 19세기 중반 독일의 알베르트 니만Albert Niemann에 의해 이 식물의 활성성분Active Ingredient이 과학적으로 밝혀지면서, 주요 성분을 '코카인'이라 명명하게 되었다. 한때 프랑스에서는 이러한 추출물을 넣은 '마리아니 와인'Vin Mariani이 개발되어 유럽의 상류층과 귀족들이 즐겨 마시기도 했다. 오늘날 코카인은 강한 중독성을 지닌 마약류로 분류되지만, 다른 한편으로는 현대의학의 발전에 크게 기여한 물질이기도 하다.

흔히 '의약품', '방사선', '수술'을 현대의학의 3대 요소라 말한다. 코카인은 발견 초기, 수술 및 통증 완화 용도로 사용되었으며 현대의학의 수술 및 '마취학'Anesthesia의 발전과도 깊은 관련이 있다. 19세기 후반, 칼 콜러Carl Koller가 코카인을 안과 수술에 최초로 적용하며 국소 마취제로서의 가능성을 입증하기도 했으며 이는 외과 수술에서 전신 마취 없이 통증을 제어할 수 있는 획기적인 전환점이 되었다. 코카인의 강력한 중추신경 각성 효과와 고농도에서 신경신호 전달을 억제할 수 있는 특성 덕분이다. 그러나 이후 코카인의 강한 중독성과 부작용이 밝혀지면서, 현대의학에서는 별도로 엄격한 관리해야 하는 성분으로 지정되었다.

니코틴도 파이토톡식의 하나이다. 이 성분은 무엇보다 담배와 연관되어 잘 알려져 있다. 실제로 니코틴이라는 이름은 담배의 학명인 '니코티아나 타바쿰' Nicotiana tabacum 에서 비롯되었다. 니코틴은 담배와 같은 쌍떡잎식물들이 생성하는 알칼로이드 Alkaloid 계열의 파이토케미컬 성분으로, 담배만이 아니라 토마토, 감자 같은 '가지과' Solanaceae 식물의 잎에서도 발견된다.

니코틴은 강한 중독성을 지닌 유해성분으로, 중추신경계를 자극하고 호르몬 분비를 교란시키는 특징이 있다. 주로 식물의 잎에 저장되며, 기름기 있는 액체 상태로 존재한다. 흔히 직접 흡연보다 간접 흡연이 더 해로울 수 있다는 말을 들어본 적이 있을 것이다. 니코틴은 휘발성이 높은 파이토케미컬로 담뱃잎을 가열하면 공기 중으로 쉽게 퍼지는 경향이 있다. 이로 인해 흡연자 자신은 물론 주변 사람들까지도 니코틴의 유해성에 노출될 수 있으며, 이는 간접 흡연의 위험성을 잘 보여준다.

카페인, 관대한 허용

카페인은 일상에서 흔하게 접할 수 있는 파이토케미컬로 특별한 유효작용을 가지고 있다. 그러나 과다 섭취 시 발생할 수 있는 부작용이 밝혀지면서, 세계보건기구WHO를 비롯해 미국식품의약국FDA과 의사협회AMA 등에서도 섭취량을 엄격히 관리하고 있다. 이들 기관은 연령별 섭취량을 제한하고 있으며, 가능하면 섭취를 자제할 것을 권고하고 있다. 건강한 성인의 경우 하루 400mg 이하의 섭취가 권장되며, 1회 10g 이상을 섭취할 경우에는 건강에 치명적일 수 있다.

카페 시장이 성장하면서 차茶 문화 역시 함께 확산되고 있다. 다양한 맛과 향을 블렌딩한 차 음료들이 출시되고 있지만, 여전히 많은 음료들에 카페인이 함유되어 있다. 그럼에도 불구하고 국내 사회 전반의 분위기는 카페인에 비교적 관대한 편이다. 이는 카페 산업이 하나의 비즈니스 범주를 넘어, 사회적으로도 큰 영향력을 미치는 분야이기 때문이다. 창업율, 실업률과 같이 국가적 경제 정책과도 복잡한 이해관계가 있기 때문에 조심스럽게 접근할 수밖에 없는 분야다. 그렇다면 카페인은 주로 어떤 식물에 함유되어 있을까? 대표적인 허브 몇 가지를 살펴보자.

 커피나무 *Coffea arabica & Coffea robusta*

커피는 흔히 기호식품으로 여겨지지만, 사실 엄연한 메디컬 허브 Medical Herb 이다. 앞서 허브의 정의를 살펴보았듯이 허브는 "유효성

Coffea arabica

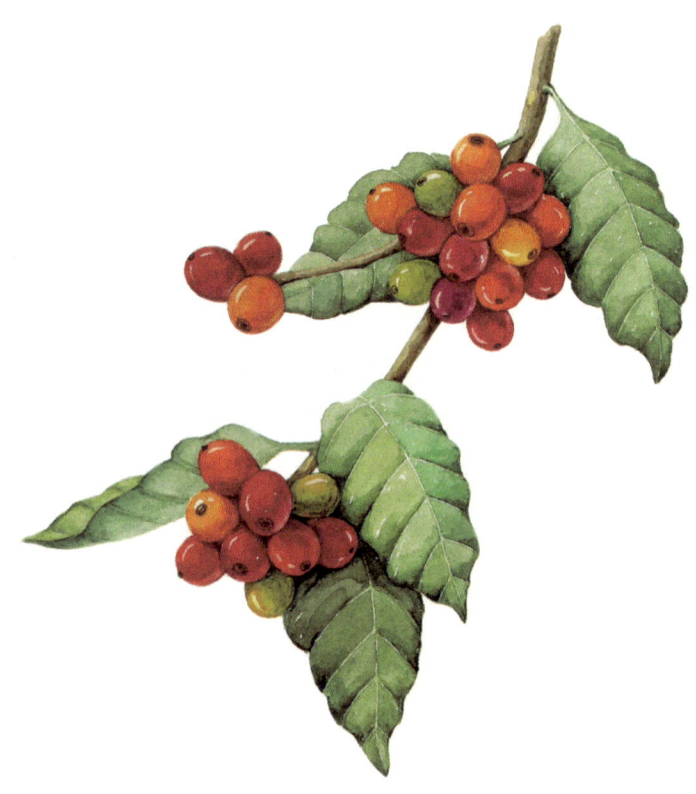

분과 유효작용이 검증된 기능성 식물"이다. 커피 역시 유효성분과 작용이 검증된 식물로 의약품에서부터 건강식품에 이르기까지 폭넓게 사용되고 있다. 그 대표적인 파이토케미컬 성분 중 하나가 바로 카페인이다.

카페인은 진통제와 같은 의약품에도 사용되는 유효성분이지만, 섭취량은 반드시 적절하게 관리되어야 한다. 과다 섭취 시 심혈관계와 소화계는 물론 수면질환과 정신건강에도 악영향을 미칠 수 있기 때문이다. 건강을 위한 제품에서는 카페인의 사용을 최소화하는 것이 바람직하다.

차나무 *Camellia sinensis*

차나무는 잎을 주로 활용하며, 커피와 마찬가지로 카페인을 다량 함유한 대표적인 허브다. 녹차나 홍차를 마시면 카페인 섭취를 줄일 수 있다고 생각하는 경우가 많지만, 실제로 커피 원두와 찻잎의 카페인 함량 차이는 그리 크지 않다.

다만, 녹차에는 카페인 외에도 '카테킨' Catechin과 같은 항산화 성분, 타닌, 티아민 등 다양한 파이토케미컬이 함유되어 있어 카페인으로 인한 부작용을 최소화하거나 그 영향을 줄이는데 도움이 된다. 녹차 잎을 산화시켜 만든 홍차와 우롱차의 경우에는 일부 파이토케미컬이 산화과정에서 감소하기 때문에 카페인의 자극이 상대적으로 더 크게 느껴질 수 있다.

🌼 **카카오, 콜라너트, 과라나**

초콜릿의 원료인 '카카오'$_{Theobroma\ cacao}$도 씨앗에 카페인을 포함하고 있다. 카페인 함량은 커피나 차보다 낮지만, 커피나 홍차 등 다른 카페인 음료와 함께 섭취할 경우 과다섭취로 이어질 수 있어, 가급적 함께 섭취하는 것은 피하는 것이 좋다. '콜라 너트'$_{Kola\ Nut}$와 '과라나'$_{Guarana}$ 씨앗 역시 카페인을 함유한 허브로, 에너지 음료 등에 활용되고 있다. 특히 과라나는 카페인 농도가 매우 높기 때문에 섭취 시 주의가 필요하다. 최근에는 에너지 드링크에 대한 수요가 증가하고 있는데, 이들 제품은 일반 커피나 홍차음료 보다 카페인 함량이 높아 섭취에 주의가 필요하다.

생존을 위한 몸부림

한국은 세계에서 가장 빠르게 성장하는 커피 소비 국가 중 하나이다. 직장이나 학교에서도 커피는 필수적인 존재가 되었고, 피로를 잊기 위한 소비재처럼 여겨진다. 지치면 낙오된다는 강박감 때문일까? 카페인에 의지해 억지로 하루를 버티는 현대인의 모습에서 때로는 안쓰러움이 느껴지기도 한다. 카페인 소비가 늘어날수록, 그에 대한 습관적인 의존성은 깊어진다. 반대로 건강에 대한 경각심은 줄어들게 되는데, 이러한 사회적 분위기가 조금은 우려스럽다.

그렇다면, 식물은 왜 카페인이라는 파이토케미컬을 만들어낼까? 그 이유는 다름 아닌 생존$_{生存}$을 위함이다. 카페인은 메디컬 허브가 환경에 적응하고 살아남기 위해 스스로 만들어내는 방어 물질이다. 식물은 주변의 해충이나 미생물로부터 자신을 보호하기 위해 강한 항충작용을 지닌 카페인을 생성한다. 예를 들어, '로부스타'_{Coffea robusta} 품종의 커피가 '아라비카'_{Coffea arabica}보다 더 높은 카페인 함량을 보이는 이유는, 로부스타 커피가 주로 저산지대의 열악한 환경에서 자라기 때문이다.

같은 맥락에서 우리가 산림욕을 통해 익숙하게 접하는 '피톤치드'_{Phytoncide} 역시 나무가 자신을 보호하기 위해 생성하는 화학 물질이다. 삼나무 숲에서 신선한 공기를 마시며, 건강한 기분을 느끼는 것은 사실 식물이 해충을 쫓기 위해 분비하는 피톤치드와 같은 휘발성 성분을 함께 공유하고 있기 때문이다.

식물은 자연에서 생존하기 위해 치열하게 노력한다. 그리고 그 과정에서 다양한 방어 물질을 만들어 낸다. 카페인과 같은 성분은 식물이 살아남기 위해 만들어낸 자연의 산물이다. 하지만 고농도로 섭취하거나 장기간 복용하는 경우에는 신중해야 한다.

매일 무심코 마시는 한 잔의 음료에서 우리는 무엇을 얻고 있을까? 그저 피로를 잊기 위해 카페인을 섭취하는 것인지, 아니면 우리의 건강을 돌보기 위한 선택인지 곰곰이 생각해 볼 필요가 있다. 섭취하는 식물성 성분들이 우리 몸과 마음에 어떤 영향을 미치는지 살펴보는 지혜가 필요하다.

Whispers of the Plants
식물들의 속삭임

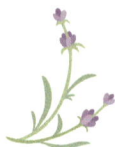

우리는 하루에 얼마나 많은 대화를 나누며 살아가고 있을까?

요즘 불통의 시대라는 이야기를 자주 듣게 된다. 무엇보다 소통이 중요한 부부나 부모와 자식 간의 대화가 단절되면, 서로를 이해하는 능력 또한 점점 약화될 수밖에 없다. 가족이라는 공동체 안에서 서로를 이해하지 못한다면, 관계 전체에 큰 걸림돌이 될 수 있다. 같은 공간에서 생활하면서도 대화가 없는 가족 구성원들은 어쩌면 각자 홀로 외로움과 싸우며 살아가는 것일지도 모른다. 과연 이런 가정을 건강하다고 할 수 있을까?

대화 없는 식탁

저녁 식탁에 둘러앉은 가족을 떠올려 보자. 풍성한 산해진미가 차려진 식탁에서 아무런 대화 없이 묵묵히 식사하는 부유한 가정과, 소박한 음식이지만 온 가족이 둘러앉아 하루에 있었던 이야기를 나누는 가정이 있다. 과연 어느 쪽이 더 건강한 모습일까? 우리의 소화기관은 대부분 자율신경계의 지배를 받는다. 따라서 대화 없이 어색함이 감도는 식사 시간에는 자연스럽게 소화 기능도 떨어질 수밖에 없다. 식탁에 둘러앉아 가족과 함께 나누는 대화는 서로의 사랑을 확인하고 함께 살아가고 있음을 확인하는 소중한 과정이다. 이러한 시간이야말로 건강한 삶의 토대가 된다.

이처럼 우리에게 대화와 소통이 중요하다면, 숲속의 녹색식물들은 어떨까? 식물들도 서로 대화를 나누고 있을까?

오래전부터 일부 사람들은 식물들이 서로 감정을 교환하고, 심지어 인간의 감정까지 이해할 수 있다고 믿어왔다. 이러한 주장은 과학적으로 입증되지 않아 오랫동안 비과학적인 이야기로 치부되었다. 그러나 20세기에 들어서면서 몇 가지 흥미로운 연구와 실험들이 발표되자, 식물들의 소통 가능성에 대한 관심이 점차 높아지기 시작했다.

은밀한 식물의 대화

독일의 식물학자 잭 슐츠Jack Schultz와 이안 볼드윈Ian Baldwin은 1983

년 연구를 통해 어린 단풍나무 Maple Tree 가 초식동물이나 외부 위협에 노출될 경우 자기방어 능력을 강화한다는 주장을 발표했다. 이들의 실험에 따르면, 초식동물이나 해충의 공격을 받은 식물은 공기 중에 특이한 물질을 발산하는데, 이를 '휘발성 유기화합물' VOCs, Volatile Organic Compounds 이라 한다. 이 물질을 통해 주변 식물들이 위협을 감지하고 반응한다는 것이다. 하지만 이 초기 연구는 실험의 정밀성이 부족하다는 이유로 학계에서 큰 주목을 받지 못했다.

10여 년 후, 새로운 연구 결과가 발표되었다. 초식동물의 공격을 받은 야생 쑥 Sagebrush 에서 방출된 휘발성 유기화합물이 주변의 담배 식물 Wild Tobacco 의 저항력을 높인다는 연구였다. 미국 캘리포니아 대학교의 리처드 카반 R. Karban 박사는 2006년 논문에서, 야생 쑥이 60cm 이상 떨어진 다른 식물들에게도 휘발성 유기화합물을 통해 위험 신호를 전달한다고 주장했다. 이 연구 이후 식물학계는 식물 간의 대화 방식에 대해 더욱 깊이 연구하기 시작했다.

최근에는 공기 중 휘발성 물질만이 아니라, 뿌리를 통한 소통도 이루어진다는 연구 결과가 나오고 있다. 호주 UWA 대학의 모니카 갈리아노 M. Gagliano 박사와 이스라엘 에리얼 노보플란스키 Ariel Novoplansky 연구팀에 따르면, 식물의 뿌리는 미세한 움직임을 통해 음파를 발생시키며 서로 정보를 주고받는다고 한다. 아직 추가 연구가 필요하지만, 녹색식물들이 서로 위험을 알리거나 신호를 교환하기 위해 다양한 방법을 사용하고 있다는 주장은 무시할 수 없는 사실이다.

생존 위한 소통

우리가 미처 알지 못했던 식물들 간의 보이지 않는 대화는, 그들만의 생존 방식일 것이다. 지구 생태계에서 식물들이 반드시 존재해야 하는 중요한 이유가 있기 때문인지도 모른다. 대화를 잃어가고 있는 현대인들에게 식물의 소통 방식은 많은 것을 시사한다.

조용히 멈춰 있는 것만 같은 식물은, 실제로는 끊임없이 정보를 주고받으며 환경과 소통하고 있다. 식물은 뿌리를 통해 다른 식물과 연결되거나, 화학물질을 방출해 주변에 신호를 보내는 방식으로 위험을 감지하고 대응하기도 한다. 어떤 나무들은 해충이 공격할 때 화학적 메시지를 방출하여 주변 나무들에게 경고를 보내고, 일부 허브는 강한 향을 내뿜어 자신을 보호하면서 주변 식물들과 균형을 이루며 살아간다.

그렇다면 우리는 어떨까? 바쁜 일상 속에서 인간관계는 점점 멀어지고, 서로의 마음을 이해하는 일이 점차 어려워지고 있다. 자연이 우리에게 전하는 메시지는 분명하다. 혼자서는 생존하기 어렵다. 소통해야 살아남는다는 것이다. 서로를 이해하고 도와주면서, 우리는 더욱 단단한 관계를 만들어갈 수 있다.

가족들과 함께 진심이 오가는 식사 시간을 만들어보자. 사랑하는 사람들과 만나 못다 한 이야기 보따리를 풀어보자. 허브티 한 잔을 함께 하면서.

Herbalist's Atelier

녹색 복권

모든 생명은 저마다의 역할을 가지고 있다. 때로는 가장 소외된 존재가 가장 큰 가치를 지닐 수도 있다. 자연은 이 사실을 끊임없이 가르쳐준다. 마치 아무런 기대 없이 주머니 속에 넣어 두었던 '복권'Lotto 처럼 말이다.

"식물 중에 잡초는 없습니다. 모든 식물은 존재 자체로 소중합니다. 우리 인간의 삶에도 가치 없는 인생이란 존재하지 않습니다. 이름 모를 들풀이라고 해서 잡초라 단정할 수 없듯이, 우리의 삶도 타인의 기준에 의해 쉽게 평가될 수는 없습니다. 누군가의 판단에 의해 우리의 존재 가치가 사라지는 것은 아니니까요. 눈에 보이는 것으로만 자신의 가치를 판단하지 마세요. 보이지 않는 것까지 바라볼 수 있다면, 여러분도 누군가에게는 생명을 살리는 약초가 될 수 있습니다."

Milk Thistle & Superman
슈퍼맨의 밀크시슬

생존을 위해 치열하게 살아가는 현대인의 몸부림은, 어느새 '슈퍼맨 신드롬'이라는 현상을 만들어냈다. '슈퍼맨'처럼 끝없이 일하고, 피로를 느낄 틈도 없이 달려가야만 하는 삶. 직장에서는 최선을 다하는 직장인이자, 가정에서는 헌신적인 부모로, 사회에서는 능력 있는 구성원으로 살아야 하는 시대. 그야말로 24시간을 쪼개어 살아가는 현대인들에게 피로는 숙명과도 같은 존재가 되어버렸다.

 이런 이유 때문일까? 요즘 출시되는 건강식품들은 마치 슈퍼맨처럼 초인적인 활력을 강조하는데, 대부분 간 건강과 관련되어 있다. 피

Silybum marianum

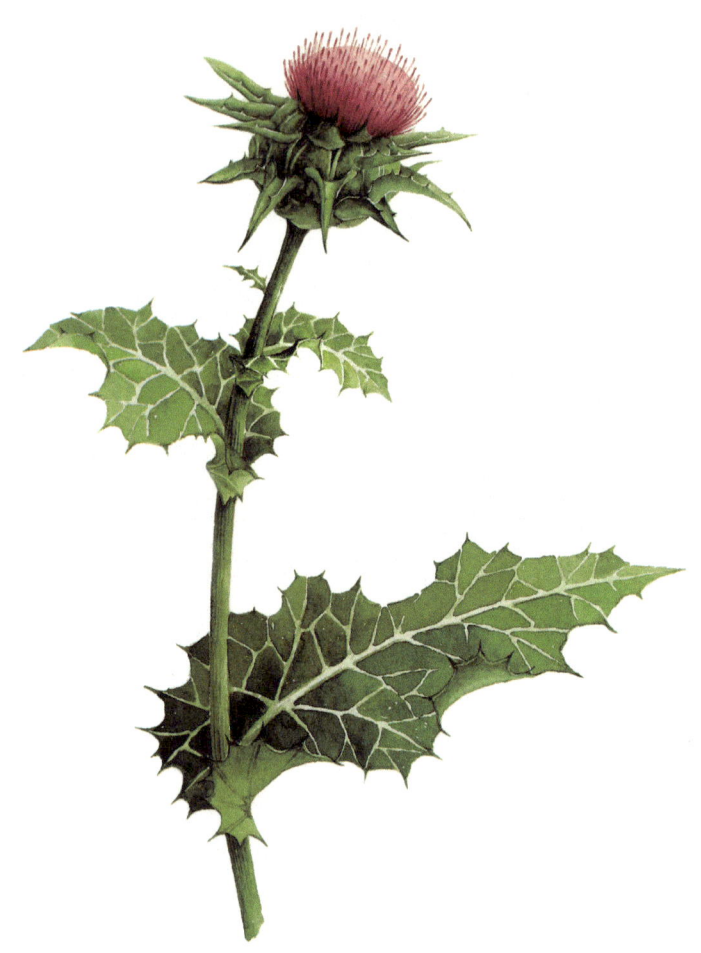

곤함을 모르고 쉽게 지치지도 않는 슈퍼맨처럼 살고 싶은 현대인들에게 가장 필요한 것이 바로 건강한 간이 아닐까? 이러한 사회적 흐름 속에서 '밀크시슬'Milk Thistle은 주목받는 메디컬 허브로 자리 잡았다.

음주 문화도 간 건강에 영향을 미친다. 낯선 사람들과 어색함을 풀고 자연스러운 대화를 이어가는데 있어, 술 한잔은 긍정적인 역할을 한다. 하지만 지나친 음주나 강요된 술자리 문화는 개인과 사회의 건강을 해치는 요인이 될 수 있다. 역설적이게도, 술을 마셔야만 대화가 가능하다는 것은 상대방과 나눌 수 있는 공통 관심사가 부족하다는 의미이기도 하다. 실제로, 술로 시작된 관계가 깊은 공감이나 신뢰를 바탕으로 한 관계로 발전하는 경우는 드물다. 반면, 취미나 레저 활동처럼 공통의 관심사를 중심으로 자연스럽게 어울릴 수 있는 환경에서는 굳이 술에 기대지 않아도 사람들과의 관계가 형성되고 대화도 훨씬 편하게 이어진다. 결국 지나친 음주는 개인의 건강은 물론, 사회적 건강을 위해서도 지양해야 할 문화가 아닐까?

초록우유, 밀크시슬

밀크시슬은 공식 학명으로 '실리범 마리아넘'Silybum marianum이라 불리며, '마리아의 씨슬'Mary's Thistle이라는 별칭도 가지고 있다. 엉겅퀴와 유사한 이 허브는 2000년 이상의 오랜 역사를 통해 연구되고 활용되어 왔다. 유럽과 지중해 지역만이 아니라 북미와 남미에서도 널리 자생하며, 세계 각국에서 재배되는 식물이다. 밀크시슬의 이름은 이 식물의 독특한 외형에서 유래되었다. 잎을 살펴보면, 녹색 바탕 위에 마치 흘러내린 우유처럼 하얀 무늬가 새겨져 있어 '밀크'라는 이름이 붙었다. 또한, 잎이나 줄기를 자르면 실제로 우유 같은 하얀 수액이 나오기 때문에 더욱 직관적인 이름이다.

밀크시슬이 간 건강에 유익한 이유는 특별한 파이토케미컬 Phytochemicals 때문이다. '실리마린' Silymarin 이라는 '플라보노이드' Flavonoid 복합체가 그 핵심으로, 실리마린은 세 가지 주요 성분인 실리비닌 Silibinin, 실리다이아닌 Silidianin, 실리크리스틴 Silicristin 으로 구성되어 있다. 이 성분들은 알코올이나 독성 물질로 인해 손상된 간세포의 재생을 돕고 염증을 줄이며, 강력한 항산화제 역할을 한다.

실리마린은 밀크시슬의 씨앗 Seeds 에 가장 많이 함유되어 있기 때문에, 밀크시슬을 활용할 때는 씨앗을 적절하게 섭취하는 것이 중요하다. 섭취 방법으로는 파우더 형태, 추출액 Extract, 혹은 알코올을 용매로 사용한 팅처 Tincture 가 있다. 그중 가장 간편하고 효과적인 방법은 허브티 Herbal Tea 형태로 섭취하는 것이다.

밀크시슬을 단독으로 우려낸 차는 쓴맛이 강할 수 있으므로, 다른 허브와 블렌딩해 마시는 것이 더 맛있고 부담 없이 즐길 수 있는 방법이다. 하루 2~3잔, 한 번에 약 200mL 정도를 섭취하면 간 건강에 도움이 될 수 있다. 또한, 밀크시슬 파우더를 플레인 요거트 Plain Yogurt 에 섞어 아침마다 섭취하는 것도 좋은 방법이다. 허브를 일상에서 자연스럽게 활용하면 친환경 건강생활을 실천할 수 있다.

과대 과장 광고

밀크시슬은 간 건강에 긍정적인 영향을 주지만, 이를 지나치게 과대 포장하는 경우도 많다. 밀크시슬은 손상된 간세포의 회복을 돕고 소화 촉진을 위한 담즙 분비를 도울 수 있다. 하지만 간경변, 바이러스성 간염, 간암 등의 질환을 치료하는 기능에 대해서는 여전히 추가적인 연구가 필요하다. 또한, 밀크시슬이 항암 작용이나 면역력 강화 효과를 갖고 있다고 홍보하는 제품도 있으나, 이에 대한 과학적 근거는 아직 명확히 입증되지 않았다.

따라서 이미 간 질환이 있는 사람이라면 밀크시슬을 복용하기 전에 반드시 의료 전문가와 상담하는 것이 필요하다. 일반적으로 밀크시슬은 부작용이 거의 없는 안전한 허브로 알려져 있지만, 개인의 건강 상태에 따라 복용 방법을 적절히 선택하는 것이 중요하다.

간 건강 그리고 삶의 균형

현대인들은 왜 이렇게 간 건강에 집착할까? 그만큼 쉬지 않고 달려가야만 하는 삶의 무게 때문일 것이다. 우리는 늘 해야 할 일이 많고, 쉬어도 된다는 마음의 여유를 갖는 것조차 쉽지 않다. 밤 늦게까지 일을 하거나, 하루 종일 스마트폰과 모니터 앞에 앉아 있다 보면, 피로는 자연스럽게 쌓여만 간다. 그런데도 우리는 충분한 휴식이나 균형 잡힌 생활을 위해 노력하기 보다는, 더 쉽고 편한 해결책을 찾는 경우가 많다. 바로 간 건강 보조제를 선택하는 것이다.

피곤함이 느껴질 때 몸이 보내는 신호를 무시하지 말고, 자신의 삶을 잠시 돌아보는 것이 필요하다. 슈퍼맨처럼 완벽해야 한다는 마음은 이해되지만, 우리의 몸은 결코 기계가 아니다. 진정한 건강을 위해서는 무엇보다 삶의 균형을 찾는 것이 우선이어야 하지 않을까? 단순히 건강식품에만 의존하기보다 시간을 내어 가까운 공원이나 숲을 찾아 자연을 느끼며 산책하는 것도 좋은 방법이다. 밀크시슬이 간 건강에 도움은 될 수 있어도, 우리의 삶을 대신 살아줄 수는 없으니까 말이다.

Caring, Highest Pride
배려, 최고의 자부심

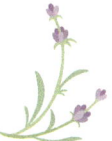

사람이 '겸손'謙遜하기란 쉽지 않다. 특히 20~30대의 젊은 세대에게는 더욱 그렇다. 스스로 가진 것이 많다고 착각하는 순간, 사람은 쉽게 겸손을 잃어버린다. 현대 사회에서는 겸손하면 경쟁에서 밀리거나 무능력해 보인다는 오해를 받기도 한다. 하지만 겸손은 자신을 온전히 이해하고 조율할 줄 아는 사람만이 가지는 진정한 '자부심'自負心이다. 자부심은 자신의 가치를 스스로 존중하는 마음이지만, 겸손이 사라지면 자만심으로 변하기 쉽다. 문제는 자만심이 깊어질수록 타인의 가치를 제대로 인정하지 못하게 되고, 결국 자신의 부족함을 감추려는 태도가 열등감 劣等感으로 이어질 수 있다는 점이다.

겸손과 자만심의 경계

겸손한 사람은 자신의 가치를 정확히 알고, 그것을 과장하거나 왜곡하지 않는다. 자신의 능력과 성취에 대해 당당하면서도 타인의 성취를 인정할 줄 안다. 반면, 자만심이 강한 사람은 자신의 우월함을 강조하는 데 집중하며 타인을 깎아내리거나 무시하려는 경향이 있다. 흥미롭게도, 과도한 자만심을 가진 사람들 중 일부는 속으로 깊은 열등감을 품고 있는 경우가 많다. 겉으로는 자신감이 넘쳐 보이지만 조금만 상황이 불리해지면 쉽게 무너지는 이유가 바로 여기에 있다. 이런 심리적 불균형을 극복하기 위해서는 무엇보다도 자신을 객관적으로 바라볼 수 있는 능력이 필요하다. 자신의 장점을 인정하는 한편, 단점을 받아들이는 용기도 필요하다. 자신의 내면을 돌아보는 그 여정 속에서 자연이 알려주는 지혜에도 귀를 기울여 보자.

식물을 돌보며 자연과 함께하다 보면 그 안에서 우리가 얼마나 작은 일부에 불과한지를 깨닫게 된다. 자연은 끊임없이 성장과 변화 그리고 균형의 중요성을 가르쳐 준다. 나무 한 그루가 하늘을 향해 높이 자라기 위해서는 먼저 땅속 깊이 뿌리를 내려야 하듯이, 겸손은 자신을 낮추는 것이 아니라 더 깊이 뿌리내리기 위한 과정이다.

겸손의 뿌리를 내리기

도시에서 생활하는 젊은이들 중에는 열등감으로 인해 어려움을 겪는 이들이 적지 않다. 그들과 이야기를 나누다 보면 대부분이 타인의 시선에 지나치게 신경 쓰고 있다는 공통점을 발견하게 된다. 남들과 끊임없이 자신을 비교하며 스스로를 평가하는 삶을 살다 보면, 어느 순간 자신이 부족하다는 생각에 사로잡히게 된다.

이럴 때, 숲을 생각해보자. 그 안에서는 비교할 대상이 없다. 나무는 저마다 다른 높이로 자라고, 꽃들은 각자의 시기에 맞춰 피어난다. 그렇다고 해서, 더 높이 자란 나무가 낮은 나무보다 우월한 것도 아니며, 먼저 핀 꽃이 나중에 핀 꽃보다 더 가치 있는 것도 아니다. 자연이 우리에게 가르쳐 주는 것은 있는 그대로의 모습이 얼마나 소중한가 하는 점이다.

정기적으로 숲을 찾아가 식물과 교감하는 것은 마음의 균형을 되찾는 데 큰 도움이 된다. 자연을 바라보는 데에서 나아가, 직접 만지고 느끼는 경험을 통해 마음의 안정을 얻을 수 있다. 녹색의학에 '원예치료' Horticultural Therapy 의 개념이 포함되어 있는 이유도 바로 이것 때문이다. 물론, 스트레스를 완화하고 숙면을 돕는 허브티를 함께 즐긴다면, 친환경 건강생활의 효과는 한층 더 높아질 수 있다. 식물과 함께하는 시간이 많아질수록, 우리는 자연의 리듬에 귀 기울이게 되고, 그 속에서 자신을 더 솔직하게 바라볼 수 있을 것이다.

열등감을 극복하는 가르침

열등감에서 벗어나 자부심을 회복한 사람에게서 발견할 수 있는 가장 큰 변화는 타인에 대한 배려이다. 열등감에 사로잡혀 있을 때는 자신의 문제가 가장 크고, 오직 본인만이 삶의 무게에 짓눌려 있다고 느끼기 쉽다. 그러나 이는 세상을 넓게 바라보지 못한 데서 비롯된 착각일 뿐이다. 열등감은 타인과의 비교에서 생겨나는 것이 아니라, 오히려 자신에게만 지나치게 집중하는 태도에서 비롯되는 경우가 많다.

자연 속에서 다양한 생명체를 바라보며 삶의 지평을 넓혀가다 보면, 새로운 시각을 갖게 된다. 세상을 바라보는 가치관이 변하고, 잃어버린 마음의 균형도 서서히 회복된다. 그렇게 자기 고민에서 벗어나게 되면 비로소 타인의 어려움을 이해하고 배려하는 마음이 생긴다. "나만 힘든 게 아니었구나. 나만 이런 생각을 하는 게 아니었구나." 이런 깨달음은 열등감의 늪에서 벗어나는 출발점이다.

"사람은 지식으로 자연을 지킬 수 없지만, 자연은 겸손함으로 사람을 지켜준다."

나는 학생들에게 허브에 대한 지식만을 전달하려 하지 않는다. 지식과 정보는 책만으로도 충분히 얻을 수 있다. 그러나 자연을 직접 경험하고 식물과 교감하는 시간은 그 어떤 지식보다도 깊고 값진 배움이다. 숲을 찾아 자연 속에서 겸손을 배우고, 스스로를 돌아보는 시간은 오늘을 살아가는 우리 모두에게 반드시 필요한 삶의 수업이다.

우리는 종종 자신을 과소 평가하거나, 반대로 과대평가하는 실수를 하곤 한다. 그러나 자연과 함께하는 시간은 그런 흔들림 속에서 마음의 균형을 되찾게 해 준다. 자연은 그 무엇도 평가하지 않는다. 그저 있는 그대로 존재하며, 그 자체로 충분하다. 우리도 마찬가지이다. 비교하거나 경쟁하기보다 각자의 자리에서 최선을 다해 존재하는 것, 그것이야말로 진정한 자부심일 것이다.

The Gift of Relationships
불편한 관계도 선물

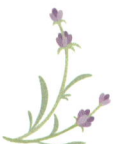

'혼자 살면 얼마나 편할까?' 가끔은 이런 생각이 들기도 한다. 하지만 우리는 잘 알고 있다. 인간은 결코 혼자 살아갈 수 없는 존재라는 것을. 그럼에도 불구하고 때때로 혼자가 되고 싶은 건, 아마도 인간관계에서 오는 스트레스와 예상치 못한 갈등 때문일 것이다.

한 신문사에서 사회 초년생들에게 물었다. "사회에서 가장 힘든 점이 무엇인가요?" 가장 많은 답변은 '인간관계'였다. 이것은 과연 젊은 세대만의 고민일까? 어쩌면, 우리 모두의 이야기인지도 모른다.

우리가 힘들어하는 이유

설문조사를 조금 더 들여다보면, 인간관계를 힘들게 만드는 가장 큰 이유가 무엇인지 알 수 있다. 많은 이들이 이렇게 답했다. "내가 속한 조직에 정말 싫은 사람이 있어요." 대화가 통하지 않는 사람, 나를 인정해 주지 않는 사람, 이유 없이 나를 차별하는 사람. 이런 사람들과 함께해야 하는 일이 가장 큰 스트레스라고 한다.

사람을 다루는 심리학이나 경영학에도 인간관계의 어려움을 해결하기 위한 다양한 이론들이 존재한다. 그러나 정작 "싫은 사람과 잘 지내는 법"에 대한 완벽한 해답은 없다. 사실 우리 모두에게는 특별한 이유 없이도 왠지 모르게 꺼려지는 사람이 있기 마련이다. 같이 밥을 먹는 것이나 차 한 잔 마시는 것조차 부담스러운 사람이 있다. 이런 관계는 결국 내 마음은 물론, 건강에도 영향을 미친다.

식물이 받는 스트레스

그런데 문득 궁금해진다. 식물들도 우리처럼 관계 속에서 스트레스를 받을까? 놀랍게도, 식물에게도 '사회성'이 있다. 더 흥미로운 점은, 식물 역시 인간처럼 관계에서 스트레스를 받는다는 사실이다.

뉴질랜드의 허브 농장을 방문해 보면, 인상적인 사실 하나가 눈에 들어온다. 그곳의 농부들은 한 가지 허브만 심지 않는다. 오히려 여러 종류의 허브를 함께 심는다. 특히 어린 모종을 키울 때는 다른 허브들과 함께 키우는 경우가 많다. 그 이유가 무엇일까? 이렇게 함께 자란 허브들은 더 강한 생명력을 가지기 때문이다.

예를 들어, 산도$_{pH}$를 필요로 하는 라벤더와 미네랄 성분에 민감한 타임이 같은 공간에서 자란다고 해보자. 각기 다른 환경 조건을 요구하는 두 식물은 자연스럽게 부딪히고 경쟁하게 된다. 처음에는 서로 방해가 될 것처럼 보이지만, 시간이 지나면서 점차 적응하고 더 강한 생명력을 갖게 된다. 이렇게 갈등을 겪는 과정에서 생존법을 익히고 결국 더 튼튼한 존재로 성장하는 것이다.

우리도 다르지 않다. 결국 인간 역시 자연의 일부이기 때문이다. 그렇다면 식물의 세계에서 인간관계의 지혜를 배울 수 있지 않을까? 만약 당신 주변에 정말 싫은 사람이 있고, 그 사람만 없으면 회사 생활이 편해질 거라고 생각한다면 다시 한번 생각해 보자. 과연 그 사람이 없어지면 당신은 정말로 행복해질까?

보이지 않는 스승

조금 다른 시각으로 바라보면 어떨까? 당신과 맞지 않는 그 사람이 사실은 당신을 성장시키기 위해 '특별히 보내진' 존재라고 생각해보는 것이다. 어쩌면 그는 당신을 더 성숙하고 단단하게 만드는 '보이지 않는 스승'일지도 모른다.

감사한 것은, 그는 당신에게 어떤 대가도 바라지 않는다는 사실이다. 만약 누군가가 매일 아무런 대가도 없이 당신을 트레이닝 시켜준다면, 그야말로 감사한 일이 아닌가? 마치 서로 다른 환경에서 자란 허브들이 한자리에 모여 더 강해지듯, 인간관계 속에서도 우리는 단련되고 성장한다.

뉴질랜드 녹색의학에서는 식물이 지닌 유효성분이나 의학적 효능 같은 '눈에 보이는 가치'Tangible Value도 중요하지만, '눈에 보이지 않는 가치'Intangible Value를 더욱 중요하게 여긴다. 식물이 들려주는 교훈과 철학은 삶과 관계에 대한 깊은 성찰을 품고 있기 때문이다. 인간관계 속에서 우리는 언제나 원하는 대로 환경을 바꿀 수는 없다. 그렇다고 해서 관계가 어렵다고 매번 쉽게 포기할 수도 없는 노릇이다.

솔직히 생각해보자. 지금 당신을 힘들게 하는 사람이 사라진다고 해서, 이후의 인간관계가 모두 평온할까? 아마 그렇지 않을 것이다. 또 다른 누군가가 당신을 힘들게 할지도 모른다. 그러니 인간관계의 해답을 외부에서만 찾으려 하기보다, 내 안에서 그 실마리를 발견하는 것이 더 지혜롭지 않을까?

관계 속에서 성장

식물을 통해 배울 수 있는 중요한 교훈은 불편한 관계도 무의미하지 않다는 것이다. 가까이하기엔 너무 먼 사람, 자꾸 부딪히는 사람이 있다고 해도, 그 관계가 나를 성장시키는 과정일 수 있으니까.

좋아하는 허브티 한 잔을 마시며 조용히 생각해보자. "오늘 나를 그토록 힘들게 했던 사람이, 어쩌면 나를 더욱 단단하게 만들어준 고마운 존재는 아니었을까?"

그렇게 하루를 견뎌내고 있는 모든 청춘들에게 따뜻한 응원을 보낸다.

The School of Miracles
기적을 배우는 학교

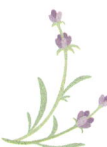

누구나 '기적'Miracle을 꿈꾼다. 만약 우리에게 기적이 일어난다면 어떤 모습일까? 그리고 우리는 왜 그토록 기적을 바라는 것일까? 그 이유 중 하나는 분명하다. 기적은 단 한순간에 모든 것을 바꿀 수 있을 것 같은 '반전의 힘'을 품고 있기 때문이다. 지금 스스로 감당할 수 없는 현실, 넘어설 수 없을 것만 같은 벽 앞에서 우리는 절실히 기적을 원한다. 이루기 어려운 꿈, 되돌릴 수 없는 시간, 회복되기 힘든 관계를 단숨에 회복시켜 줄 수 있는 '특별한 계기'를 기대하는지도 모른다. 하지만 기적을 바라는 세상 자체가 어쩌면 기적 없이는 원하는 것을 얻기 힘든 현실을 반영하는 것은 아닐까?

숲에서 배우다

생각해보면 초자연적인 기적이 쉽게 일어나지 않는 것이 오히려 축복일 수도 있다. 기적이 매일 일어난다면 그것은 더 이상 기적이 아닐 것이다. 오히려 삶의 질서와 균형이 무너진 혼란이 될지도 모른다. 그러니 기적이 흔하지 않음에 오히려 감사해야 하지 않을까?

기적이란 예상할 수 없는 놀라운 현상을 뜻한다. 하지만 모든 기적이 초자연적인 것은 아니다. 녹색의학의 관점에서 볼 때, 기적이 일어나는 특별한 공간이 있다. 바로 숲이다. 숲속을 거닐다 보면 그곳에서 자라나는 수많은 생명체와 식물들을 통해 자연이 만들어내는 기적을 발견할 수 있다. 그래서 나는 숲을 이렇게 부르고 싶다. "기적을 배우는 학교, 초록의 숲"

자연이 가르쳐 주는 기적

메디컬 허브 Medical Herb 는 유효성분 Phytochemicals 을 함유하고 있어 허브 티로도 활용되며, 예방의학에서도 중요한 역할을 한다. 하지만 우리가 주목해야 할 것은 유효성분 자체가 아니라, 그 성분이 생성되는 과정이다.

허브티를 마실 때면, 나는 학생들에게 허브가 자라온 이야기를 들려준다. 페퍼민트 Peppermint, 로즈마리 Rosemary, 카모마일 Chamomile, 세이지 Sage와 같은 허브들은 씨를 뿌리고 오랜 시간을 기다려야 한다. 필요한 고품질의 유효성분을 얻기까지 최소 3~5년의 시간이 걸린다. 그 과정에서 어떤 것은 거름이 되어 사라지고, 또 어떤 것은 강한 바람과 추운 겨울, 뜨거운 태양 아래에서 스스로를 지켜내며 버텨야 한다. 이 과정을 거친 후에야 비로소 우리는 최고의 메디컬 허브를 얻을 수 있다. 이처럼 메디컬 허브는 온실이 아니라 자연 속에서 자라날 때 가장 강한 생명력을 지닌다.

식물이 척박한 환경과 변화무쌍한 계절 속에서 싹을 틔우고, 꽃을 피우며, 열매를 맺어낸 그 긴 여정을 떠올리면 새삼 경이로움을 느낀다. 작은 새싹 안에 담긴 무한한 생명 에너지가 바로 하나의 기적이 아니겠는가? 기적은 결국 인내에서 피어나는 법이다.

빌 포터가 보여준 기적

기적은 자연 안에서만 일어나는 것이 아니다. 우리의 삶 속에서도 충분히 만들어낼 수 있다. 미국과 일본에서 드라마와 다큐멘터리로 소개될 만큼 유명한 '빌 포터' Bill Porter의 이야기가 그 대표적인 예이다.

빌 포터는 1932년 미국에서 뇌성마비 Cerebral Palsy를 가진 채 태어났다. 근육 경직으로 인해 말이 어눌했고, 오른손을 쓰지 못했다. 그로 인해 직장을 구하기 어려웠고, 독립적인 경제활동은 거의 불가능했다. 어머니의 헌신적인 사랑에 보답하고 싶다는 간절한 마음을 품고 있던 그는 일자리를 얻기 위해 수년간 문을 두드렸지만, 돌아오는 것은 차가운 거절과 무관심한 냉대뿐이었다. 수많은 실패 끝에, 결국 빌 포터는 생활용품 제조사 왓킨스Watkins의 방문 판매원이 되었다. 가장 판매가 부진한 지역을 맡는 조건부 채용이었다. 그러나 빌은 그 일을 인생에서 단 한 번 찾아온 소중한 기회라 여겼다.

그 후 20년이 넘는 세월 동안, 그는 자신이 맡은 지역을 돌아다니며 방문판매를 이어갔다. 매번 문전박대를 당하고, 거절당하는 일이 반복되었지만 포기하지 않았다. 그렇게 시간이 흐른 어느 날, 마침내 그는 기적을 만들어냈다. 그의 끈기와 성실함은 결국 고객들의 마음을 움직였고, 그는 회사 역사상 최고의 판매원이 되었다.

1995년 그의 이야기가 지역신문에 소개되면서, 그는 "인내Patience가 어떻게 기적Miracle을 만들어내는지"를 보여준 대표적인 인물이 되었다. 빌은 인터뷰에서 이렇게 말했다. "어머니가 내게 남겨준 단 한 가지 지혜, 그것은 끝없는 인내Persistence였습니다."

기적은 인내(忍耐)의 열매

빌 포터가 만들어낸 기적은, 이름 없는 식물의 새싹이 오랜 시간을 견디며 누군가를 위한 약초로 성장하는 과정과 많이 닮아 있다. 이것은 단숨에 인생을 바꿔주는 초자연적인 기적이 아니다. 인내忍耐의 씨앗을 심고 오랜 시간 가꾸어야 맺을 수 있는 결실이다.

우리의 삶에서도 기적은 두 가지 방식으로 찾아온다. 하나는 자연의 순리에 따르며 얻어지는 기적이고, 다른 하나는 순리를 거슬러 억지로 만들어내는 기적이다. 복권 당첨처럼 예기치 않은 행운이 후자라면, 숲이 가르쳐주는 기적은 전자에 가깝다. 숲의 기적은 우리에게 부작용 없는 깊은 행복을 선물한다.

사람의 삶과 녹색식물의 삶은 다르지 않다. 우리는 모두 같은 자연 안에서 숨 쉬며 살아가는 존재이기 때문이다. 혹시 지금 이 글을 읽고 있는 당신도 버거운 현실 앞에서 "여기서 그만둘까?"라는 생각을 하고 있다면, 메디컬 허브와 빌 포터가 들려주는 인내의 열매를 떠올려 보자. 기적은 그냥 주어지는 선물이 아니라, 인내 끝에 비로소 맺어지는 값진 열매라는 사실을 기억하자.

기적은 하늘에서 떨어지는 별이 아니라, 스스로 자신의 삶을 붙잡고 다시 걸어 나가려는 의지에서 시작될 수 있다. 누군가의 따뜻한 말 한마디, 오늘 하루를 버텨낸 자신, 잊고 지냈던 고마움에 고개 숙여 감사하는 순간. 그 모든 것은 기적이 될 수 있다.

기적을 기다리기보다,
기적처럼 오늘을 살아보면 어떨까?

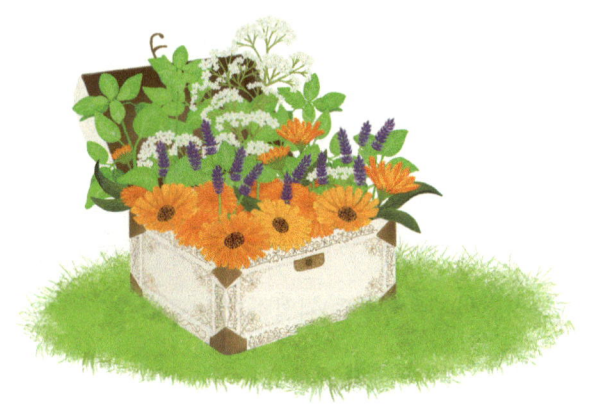

Make a Job, not Get a Job
얻는 것이 아니라 만드는 것

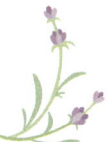

어느 가난한 농부가 신에게 하소연했다. "저에겐 땅이 없어 농사를 지을 수 없습니다." 그러자 신은 그에게 한 가족이 살아가기에 충분한 땅을 주었다. 하지만 농부는 이번에는 씨앗이 없다고 하소연했다. 신은 또다시 그의 바람대로 씨앗을 주었다. 그러자 농부는 다시 말했다. "농기구가 없어 농사를 지을 수 없습니다." 결국 신은 조용히 이렇게 이야기했다. "너는 이미 농부로서 필요한 모든 것을 가지고 있으면서, 아직 시작조차 하지 않는구나."

"직업은 얻는 것이 아니라 만드는 것"이라고 젊은 청춘들에게 자주 이야기해 준다. 하지만 현실에서는 많은 이들이 남이 만들어 놓은 자리에 들어가기 위해 애쓴다. 한국에서도 창업 열풍이 불고 있지만, 해외의 성공 사례를 모방하거나 그대로 답습하는 경우가 많다. 직업의 본질에 대한 고민 없이 남이 걸어간 길을 따라가기만 한다면, 정말 우리 시대의 스티브 잡스가 탄생할 수 있을까?

영원할 수 없는 직업

직업을 얻는다는 것은 결국 누군가 만들어 놓은 틀 안에서 살아간다는 것이다. 물론 사회를 배우고 경험해 나가는 20대라면 직업을 얻어 보는 것도 소중한 과정이 될 수 있다. 하지만 나이가 들고 인생의 깊이가 더해지면, 결국 남이 만든 직업은 영원할 수 없다는 것을 깨닫게 된다. AI와 자동화가 빠르게 발전하는 시대, 과연 우리는 20~30년 후에도 지금과 같은 일을 하고 있을 수 있을까?

이런 때일수록 우리는 자연이 들려주는 지혜에 귀 기울일 필요가 있다. 농부가 자신의 땅을 일구지 않고 스스로 씨앗을 심지 않는다면, 아무것도 얻을 수 없다. 우리도 마찬가지이다. 자신의 일을 직접 만들지 않는다면 언젠가는 직업을 잃고 다시 시작해야 하는 순간을 맞이할 수밖에 없다. 결국 직업을 얻었든 얻지 못했든 언젠가는 스스로 만들어야 한다는 점에서, 우리는 모두 같은 출발선에 서 있는 셈이다.

씨앗은 이미 손안에

그렇다면 앞의 농부의 비유에서 말하는 '자신의 땅'은 어디일까? 지금 우리가 서 있는 자리, 우리가 맺어온 인간관계 그리고 우리가 쌓아온 경험, 그 모두가 곧 우리 자신의 땅이다. 그렇다면 씨앗은 무엇일까? 바로 우리 자신이다. 우리는 스스로 씨앗이 되어 땅에 심겨야 한다. 하지만 많은 이들이 자신의 씨앗을 외부에서 찾으려 한다. 나만이 가진 고유한 재능을 보지 못한 채, 어디선가 특별한 무언가를 얻어야만 시작할 수 있다고 생각한다.

씨앗이 쌀알보다 작은 '딜'Dill이라는 허브가 있다. 그 작은 씨앗 속에는 무한한 가능성이 담겨 있다. 나는 학생들이 먼저 자신의 손을 펴 그 안에 담긴 것을 보았으면 좋겠다. 거기에는 이미 작은 우주와 같은 씨앗이 있다. 자신의 내면을 깊이 들여다보면, 남과 비교할 수 없는 나만이 할 수 있는 일이 보인다. 중요한 것은 씨앗을 찾는 것이 아니라, 이미 가진 씨앗을 심는 일이다.

필요한 농기구

많은 사람들이 자신의 일을 시작하지 못하는 이유로 이렇게 말한다. "돈이 없어서", "인맥이 부족해서", "아직 공부가 부족해서" 하지만 농사를 짓는 데 필요한 농기구는 이미 우리에게 주어져 있다. 바로 '재능'Talent이다. 누구나 한 가지 이상의 재능을 가지고 태어난다. 그

재능을 발견하고 갈고 닦는 것이야말로 직업을 만드는 첫걸음이다.

어떤 사람은 이렇게 불평하기도 한다. "저 사람은 여러 개의 재능을 타고났지만, 나는 하나밖에 없어요." 하지만 농기구가 많다고 반드시 농사를 더 잘 짓는 것은 아니다. 오히려 능력이 많을수록 부담도 커진다. 열 개의 재능을 가진 사람은 열 개를 모두 써야만 하기 때문이다. 중요한 것은 "얼마나 많은 능력을 가졌는가"보다, 그것을 "어떻게 활용하느냐"이다. 나는 이렇게 조언하고 싶다. "행복함의 반대말은 비교함이다." 남과 비교하는 그 순간부터 불행은 시작된다. 스스로를 돌아보고, 자신이 가진 것을 발견하는 것이 행복을 시작하는 중요한 첫 걸음이다.

두려움에 맞서는 질문

오늘도 수많은 청춘들이 높은 실업률 앞에서 고민하고 있다. 직업을 얻은 사람과 얻지 못한 사람으로 나뉘는 듯하지만 직업을 얻었든 얻지 못했든, 결국 우리는 언젠가 자신만의 일을 만들어야 한다. 직업을 얻은 사람이라면 감사한 마음으로 경험을 쌓으며 나만의 길을 준비하면 된다. 아직 얻지 못한 사람이라면 더 빨리 자신만의 일을 만들어갈 시간과 기회를 얻은 셈이다.

창업이나 새로운 도전을 앞두고 두려움을 느낀다면, 스스로에게 한번 물어보자. "나는 지금 내 땅을 알고 있는가?", "나는 나 자신이 씨앗이라는 것을 인정하는가?", "나는 나만의 농기구를 활용할 준비가 되었는가?"

답이 떠오르지 않는다면, 잠시 자연으로 나가 보자. 새소리가 들리는 숲속을 거닐며 푸른 하늘을 바라보고, 풀잎 향도 맡아보자. 자연 속에는 다양한 생명들이 함께 살아간다. 각기 다른 모습이지만, 저마다의 자리에서 조화를 이루며 존재한다. 그 자연 속에 나도 함께 있음을 느껴보자. 그 누구의 신세도 지지 않고 스스로 삶을 개척하며 성장하고 있는 이름 모를 풀 한포기도 눈여겨보자. 식물이라고 어렵고 힘든 시간이 없었을까? 결국 그 모든 수고와 노력은 가을의 풍성함으로 보상을 받는다. 이러한 자연의 가르침을 기억하며 산책을 마치고 돌아오는 길에는 그 발걸음이 희망과 용기로 가득할 것이다.

감사는 새로운 시작

한 번 뿌려진 씨앗은 자신이 어디에 떨어졌든, 도망치지 않는다. 그 자리에서 뿌리를 내리고 싹을 틔우며 자신의 역할을 한다. 그리고 마침내 열매를 맺는다. 우리는 어떨까? 지금 있는 자리에서 할 수 있는 작은 일부터 시작해 보자. 비교하거나 남이 만든 길을 따라가지 말고, 나만의 방식으로 한 걸음 내디뎌 보자.

그리고 무엇보다 감사하는 마음을 잊지 말자. 자연이 들려주는 가장 큰 지혜는 바로 감사하는 마음이다. 모든 것을 갖춘 후에 시작하는 것이 아니라, 지금 있는 것에 감사하며 시작하는 것이다. 그 감사의 마음이 자신만의 일을 만들어가는 첫 번째 씨앗이 될 것이다.

Herbalist's Atelier

허벌리스트의 화관

"부족한 의사는 한 번에 한 사람을 해치지만,
부족한 교사는 한 번에 수많은 사람을 해칩니다."

뉴질랜드 국제 허벌리스트가 탄생하는 순간에는 특별한 의식이 함께한다. 뉴질랜드의 전통에 따라, 국제 허벌리스트는 졸업식에서 첫 번째 '화관'을 쓴다. 이 화관은 아름다움을 위한 장식이 아니라, 자연과 조화를 이루며 살아가겠다는 다짐을 의미한다. 화관을 받는 순간은 국제 허벌리스트에게 최고의 영예이자, 가장 아름다운 시간이다.

화관식에서는 전통에 따라 촛불을 밝히는 의식도 함께 진행된다. 이것은 전문가의 길을 시작하며 초심과 열정을 지키겠다는 또 하나의 다짐이다. 촛불에는 바람 앞의 등불처럼 허벌리스트의 길에서 마주할 어려움과 장애를 모두 이겨내고, 자신의 빛을 끝까지 지켜달라는 스승의 응원이 담겨있다.

Professionals with Plants
식물과 함께 걷는 길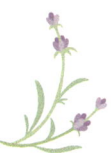

《건강》,《헬스》,《허브의 비밀》,《파이토테라피》,《녹색의학》,《파이토케미컬》,《메디컬 허브》 이번 책에서 반복적으로 등장하는 단어들이다. 모두가 식물이라는 하나의 주제를 가리킨다. 우리는 식물과 함께 호흡하며 살아가고 있다. 그 사실을 알든 모르든, 일상 속에서 스쳐 지나가는 풀 한포기와 나무 한 그루도 우리에게 결코 의미 없는 존재가 아니다.

오늘날 지구상에서 인간의 손길이 닿지 않은 천연자원은 거의 남아 있지 않다. 어떤 지하자원은 이미 고갈 상태에 이르렀고, 생물다양성은 빠르게 줄어들고 있다. 그럼에도 불구하고 아직 우리 곁에 남아 있는 마지막 천연자원이 있다면, 그것은 바로 초록의 '식물자원' Phyto-Resource 일 것이다.

생명을 잉태하는 존재

식물은 그 자체로 생명력의 원천이다. 하늘을 나는 새들, 바다를 헤엄치는 물고기들 그리고 우리 인간까지도 모든 생명은 식물에 기대어 살아간다. 보이지 않는 미생물에서부터 대지를 뛰노는 초식동물, 심지어 맹수들조차도, 그 생명 에너지의 근원을 따라가 보면 결국 식물에 닿는다.

식물은 무無에서 유有를 창조해내는 유일한 존재다. 이산화탄소와 햇빛을 받아 생명에너지인 포도당 Glucose 을 공급하는 생명체가 식물이다. 하지만 우리는 이 위대한 공급자에게 너무나 인색하다. 눈앞의 열매는 따먹으면서도 보이지 않는 뿌리의 이야기에는 관심을 두지 않는 듯하다. 녹색의학의 철학은 그 소중함을 되새기려는 작은 발걸음에서 시작한다.

이 책에서 강조하는 친환경 건강생활은 식물을 이해하고 자연의 지혜를 배우며, 다시 식물과 공생의 관계를 맺을 때 비로소 이루어진다. 이 순환의 여정을 이끄는 사람들이 있다. 바로 녹색의학 전문의 Green Medicine Practitioner, GMP, 국제 허벌리스트 Herbalist, 국제 파이토테라피스트Phytotherapist라 불리는 전문가들이다.

식물의 언어를 번역하는 사람들

식물은 말이 없다. 그러나 서로 소통하는 생명체다. 파이토테라피 산업의 전문가들은 식물을 연구하고 이해하며, 그 언어를 우리의 삶 속으로 번역해내는 이들이다. 진정한 전문가가 되기 위해 가장 먼저 배워야 하는 것은 식물의 '가치'를 볼 줄 아는 눈, 바로 전문가의 관점이다.

식물은 땅속의 미네랄, 햇빛, 공기, 빗물과 지하수 같은 모든 자원을 조화롭게 끌어안는다. 그렇게 만들어낸 생명 에너지는 우리의 식탁을 통해 체내로 공급된다. 이것이 바로 탄수화물Carbohydrate이다. 인류가 탄생하기 훨씬 이전부터 식물은 스스로 에너지를 만들고, 그것을 나누며 살아왔다. 식물이야 말로 가장 오래된 요리사이자 에너지 공급자인 셈이다.

이 생명에너지의 순환을 현대인의 삶 속에 다시 풀어내는 사람들이 바로 파이토테라피 산업의 전문가들이다. 단순히 허브를 사용하는 것을 넘어 그 가치를 기반으로 창의적인 건강 솔루션을 디자인하고, 자연의 지혜를 일상의 삶 속에 불어넣는 사람들이다.

한국에 파이토테라피스트라는 직업을 처음 소개했을 때, 많은 이들이 의아해했다. 허벌리스트라는 직업을 도입했을 때도 마찬가지였다. 생소하고 낯선 직업이어서 다소 엉뚱하게 들리기도 했을 것이다. 하지만 한국에 이 전문직이 처음 소개된 지도 어느덧 17년이 흘렀고, 지금은 상황이 많이 달라졌다. 허브 재배 농가, 화장품 산업, 건강식품과 식음료 산업 그리고 반려동물과 보건의료 산업 등 다양한 영역에서 이들 전문가들이 새로운 직업군으로 자리잡고 있다. 특히 뉴질랜드 국제 허벌리스트는 사람과 사람을 이어주는 징검다리 역할을 한다. 한 송이 꽃으로 이야기를 나누고, 한 잎의 허브로 건강을 전하는 전문직업인이기 때문이다.

뉴질랜드 국제 허벌리스트와 파이토테라피스트가 비즈니스 전문가들이라면, 의료계에서도 활동하는 전문가들이 있다. 한국 가톨릭대학교 의과대학과 뉴질랜드 녹색의학 협회의 파트너십으로 국내에 소개된 녹색의학 전문의 자격과정 GMP은, 다양한 전공의 전문의들, 한의사, 치과의사와 같은 의료인들이 녹색의학을 임상에 적용할 수 있도록 지원하고 있다.

21세기 통합의학은 서양의학과 동양의학 그리고 보완의학이 융합되며 발전하고 있다. 녹색의학은 이 통합의학의 공통분야이자 그 소통의 중심에 있는 학문이다. 서양의학의 식물성 생약, 동양의학의 약초와 본초학 그리고 보완의학의 허브요법이 모두 녹색의학을 통해 하나로 연결되기 때문이다.

사람을 이어주는 징검다리

서양에서 시작된 허벌리즘 Herbalism 의 씨앗이 이제 아시아로 심겨져 그 뿌리를 내리고 있다. 한국이 그 첫 번째 목적지가 된 것은 우연이 아니다. 우리는 식물과 함께 살아온 오랜 역사와 전통을 품고 있기 때문이다. 물론 허벌리스트를 전통의 계승자로만 볼 수는 없다. 오히려 창의성과 과학적 사고, 산업적 감각을 겸비한 새로운 전문가라 할 수 있다.

COVID-19 팬데믹을 경험한 우리는 새로운 건강 패러다임을 마주하고 있다. 의학만으로 건강을 온전히 말할 수 없는 시대다. 자연과 생명 그리고 초록의 식물이 다시 건강의 중심으로 돌아오고 있다. 식물의 언어를 듣고, 그 속에 담긴 생명 에너지를 이해하며, 우리 삶으로 그 가치를 가져오는 사람들- 파이토테라피스트, 허벌리스트 그리고 녹색의학 전문의. 그들은 자연이 인간에게 건네는 오래된 인사를 다시 들려줄 수 있는 전문가들이다.

식물과 함께 걷는 그 길 위에서, 다시 만나게 될 분들에게 가슴 깊이 응원의 마음을 전한다.

Herbalist's Atelier

녹색의학과 파이토테라피

녹색의학 Green Medicine 과 파이토테라피 Phytotherapy 는 공통적으로 메디컬 허브를 핵심 자원으로 활용하지만, 다음의 두 가지 관점에서 뚜렷한 차이가 있다.

🌷 학문적 연구 & 실천적 비즈니스

녹색의학은 허브와 같은 기능성 식물만이 아니라 동물성 자원을 포함하여, 검증된 친환경 천연자원 Eco-Natural Resources 을 폭넓게 활용하는 학문적 연구중심의 분야를 의미한다. 이에 비해 파이토테라피는 이러한 학문적 근거를 바탕으로 다양한 허브 제품을 개발하고 실제로 활용하는 실천적인 비즈니스 분야이다.

🌷 통합의학 & 자연요법

녹색의학이 근거중심의학 EBM 에 기반하여 서양의학, 동양의학 그리고 보완대체의학을 연결하는 통합의학의 공통분야라면, 파이토테라피는 건강관리와 질병 예방을 위해 식물을 활용하는 자연요법으로 보완의학에 속한다.

Farmer Sowing Hope
소망을 심는 농부
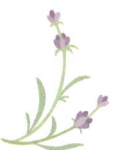

뉴질랜드는 세상에서 가장 먼저 새해를 맞이하는 나라다. 날짜 변경선의 시작점, 지구의 하루가 처음 열리는 곳에 위치하고 있기 때문이다. "올해는 어떤 땅이 나를 기다리고 있을까?" 나는 매년 같은 질문을 하며 새해를 시작한다. 내가 말하는 '땅'은 곧 사람이다. 새롭게 만나게 될 학생들, 그들의 마음밭 위에 내가 심을 씨앗을 생각하며, 조심스레 마음의 쟁기를 꺼내어 보곤 한다.

어떤 마음은 비옥할 수도 있고, 어떤 마음은 메말라 있을지도 모른다. 하지만 귀하지 않은 땅은 없다. 농부가 어떤 마음가짐으로 땅을 대하는지에 따라 가을이 올 때 수확의 모습은 달라질 수 있으니까. 가르친다는 것은 결국, 한 해의 농사를 준비하는 일과 닮아 있다. 언젠가 싹을 틔울 그 날을 소망하는 마음으로 나는 농부가 된다.

온실을 벗어나 광야로

국제 허벌리스트로 활동하기 위해 준비하는 과정은 온실 속 화초가 광야의 거친 초원으로 옮겨지는 것과 같다. 타인의 기대에 맞춰 살아왔던 지난날을 내려놓고, 보여주기 위한 삶이 아닌 진정한 나의 길을 찾아가는 과정이기 때문이다. 마치 인생의 한 막을 내리고, 새로운 막을 여는 시간과도 같다. 평안한 온실에서는 파이토케미컬이 풍부한 메디컬 허브를 얻기가 쉽지 않다. 반면, 자연 속에서 스스로 생존해야 하는 허브는 바람을 맞으며 줄기는 강해지고, 햇빛을 더 받기 위해 잎은 넓어지며, 뿌리는 단단한 땅을 뚫고 깊이 내려가야 한다. 비록 겉모습은 화려하지 않더라도, 내면은 더욱 단단해진다.

 식물을 다루는 분야에서 다양한 전문가들이 있지만, 그 중에서도 국제 허벌리스트는 조금 특별한 직업이라 할 수 있다. 국제 허벌리스트는 녹색식물의 가치를 활용하고, 다양한 제품과 서비스를 디자인하는 창의적인 비즈니스 전문가이다. 그래서 뉴질랜드 국제 허벌리스트를 '파이토디자이너' Phyto-Designer 라고 부른다. 몇 가지 허브 지식을 익힌 지식인이 아니라, 녹색자원의 본질을 깊이 있는 통찰력으로 이해하고 이를 실생활과 산업에 적용하는 전문가이기 때문이다.

국제 허벌리스트가 갖춰야 할 것은 지식만이 아니다. 사물의 가치를 보는 눈도 중요하다. 식물성 유효성분을 익히는 것이 목적이라면 식물 약리학자의 도움을 받으면 되고, 영양성분이 궁금하면 영양학을 공부하면 될 일이다. 그러나 허벌리스트는 식물을 조금 다른 관점에서 배우고 경험한다. 자연을 생각하며 자신의 삶을 되돌아보고, 무엇이 중요한지 고민하며, 스스로 변화하는 삶을 직접 경험하기도 한다. 국제 허벌리스트 과정을 통해 얻을 수 있는 가장 소중한 자산은 아마도 바로 자신의 삶과 그 내면의 변화일 것이다.

21세기 초록의 리더들

글로벌 경쟁이 치열해지고 녹색자원의 중요성이 커지는 이 시대에 한국의 미래를 생각해 보면, 국제 허벌리스트와 같은 전문 인재가 더 많이 요구되고 필요하다는 확신이 든다. 천연 식물자원을 보호하고, 경쟁력을 갖춘 제품과 서비스를 글로벌 시장에서 선보일 수 있는 전문가가 절실하다. 관련 산업의 세계적 흐름을 보면, 해마다 새로운 허브원료와 식물자원들이 연구되고, 창의적인 제품들도 다양하게 출시되고 있다.

반면, 한국에서는 아직도 허브를 향기 나는 식물이나 천연화장품 원료로만 활용하는 산업분야가 많다. 미래의 경쟁력은 녹색자원을 얼마나 효과적으로 관리하고 활용할 수 있는가에 달려 있다 해도 과언이 아닐 것이다. 하지만 빠르게 변화하는 국제 시장에 비해 국내 전

Taraxacum officinale

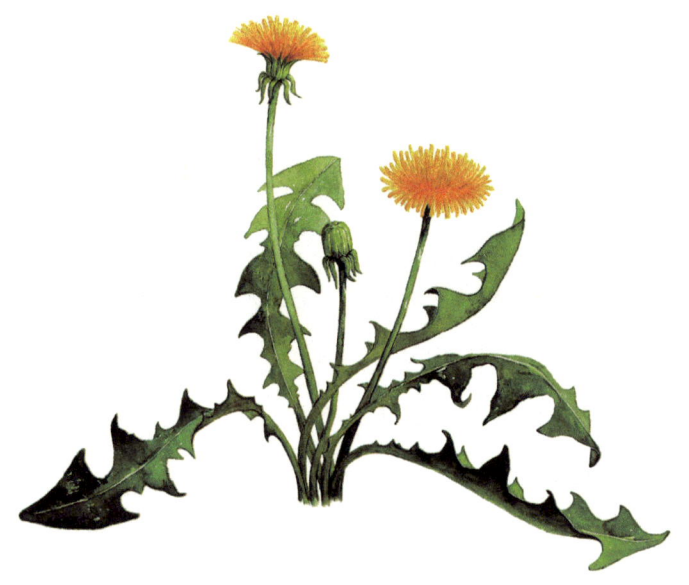

문 인력은 턱없이 부족한 실정이다. 천연 식물자원의 가치를 다루는 전문가 양성이 반드시 필요한 이유이다.

가끔 사람들이 묻는다. "허브 제품을 팔려고 한국에 오셨나요?" 어떤 이들은 인재를 양성하는 교육이 특정 제품을 유통하기 위한 것이라 오해하기도 한다. 그럴 만도 하다. 한국에서는 자격증 관련 교육사업이 실질적인 전문가 양성을 목적으로 하기보다는 특정 제품의 판매원 교육처럼 운영되는 경우가 많기 때문이다.

한국에서 관련 산업의 전문인재를 양성하는 일은 돈을 벌기 위한 비즈니스로 보기보다는 차라리 비영리적 사명이라 말하는 것이 더 적절할 것이다. 금전적인 수익만을 위해 교육 서비스를 해왔다면, 지금까지의 힘든 과정들을 견뎌낼 수는 없었을 것이다. 내가 한국에서 교육을 하는 이유는 단 하나, 녹색의 가치를 고국의 차세대 젊은이들과 함께 나누고 싶은 열정과 소명 때문이다. 이러한 철학과 의식이 없이, 과연 21세기 초록의 리더들을 양성하는 것이 가능할까?

민들레 홀씨 되어

한국에서 인재를 양성해온 지난 시간 동안 국제 허벌리스트의 위상에도 변화가 생겼다. 화장품, 건강식품, 반려동물, 바이오 산업, 의약품, 병원, 연구소, 정부 기관은 물론 다양한 관련 단체에서도 강연과 자문 요청을 받으며, 국제 허벌리스트들이 활동을 펼치고 있다.

최근에는 메디컬 허브 관련 교육 서비스나 유사한 자격과정을 모방하는 단체들까지 우후죽순처럼 생겨나고 있다. 이러한 변화를 볼 때마다 감사한 마음이 든다. 허브에 대한 인식이 그만큼 바뀌고 있다는 증거로 느껴지기 때문이다. 이제는 허벌리스트나 메디컬 허브 그리고 파이토테라피라는 단어들이 더 이상 낯설지 않게 느껴지지 않는다는 점에서, 이 분야가 점차 관심과 주목을 받는 전문 영역으로 자리 잡아가고 있음을 느낀다. 한국에 뿌려진 작은 씨앗들이 하나 둘 싹을 틔우며 성장하고 있다는 생각이 들면, 이러한 변화가 그저 감사할 뿐이다.

매년 새로운 출발을 앞둔 학생들에게 이렇게 당부한다. "오늘부터 여러분은 '잡초'라는 이름을 떼고, 강인한 생명력을 지닌 '약초'로 살아가야 합니다. 누군가 여러분을 비웃거나, 마음에 상처를 주더라도 그저 웃어 넘길 수 있어야 합니다. 그때야 비로소, 여러분도 누군가를 치유하는 진정한 '메디컬 허브'가 될 수 있습니다."

나의 작은 꿈과 소망들은 이제 민들레 홀씨가 되어 흩날린다. 어느 누군가의 마음밭에 심겨져 작은 생명의 잎으로 피어나기를 바라는 마음으로 말이다.

Homeostasis, What is left to do
항상성, 남은 자의 숙제

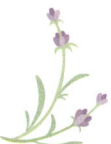

태초의 생명이 시작된 이래, 인간의 몸은 항상 균형을 유지하려는 노력을 멈추지 않았다. '항상성'Homeostasis 은 우리가 생존하기 위해 반드시 풀어야 하는 숙제와 같다. 하지만 현대의학의 놀라운 성과에 자축하며 시작한 21세기에 우리는 새로운 전쟁에 직면하고 있다.

한때 병원성 미생물과의 싸움에서 가장 강력한 무기로 여겨졌던 '항생제'Antibiotics 는 점차 그 힘을 잃어갔고, '기적의 약'은 역설적으로 스스로를 무력화시키는 불행의 씨앗이 되었다. 바로 '항생제 내성균'Antibiotic Resistant Microbes, 이른바 '슈퍼 박테리아'의 등장 때문이다.

인류가 만들어낸 항생제는 결국 새로운 적을 낳았고, 인류는 다시 방어책을 고민해야 하는 시점에 놓였다.

문제는 단지 박테리아와의 싸움에 그치지 않는다. 현대의 질병은 병원성 미생물만이 원인은 아니다. 스트레스, 환경오염, 식습관의 변화, 면역력 저하 등 우리는 점점 더 복합적인 원인으로 질병에 이르는 시대를 살고 있다. 질병의 개념이 변하고 있으며, 건강을 위협하는 요소들은 더욱 복잡해지고 있다.

헬스 산업의 녹색 혁명

COVID-19 팬데믹은 우리에게 많은 숙제를 남겼다. 팬데믹이 한창이던 시기, 사람들은 건강을 지키기 위해 어떤 선택을 했을까? 아이러니하게도, 현대의학이 아닌 자연의 치유력에 눈을 돌리기 시작했다. 기존의 의약품과 항생제 대신, 천연물 의약품과 메디컬 허브 Medical Herbs에 대한 수요가 폭발적으로 증가했다는 사실이 이를 증명하고 있다. 그 이유는 단순했다. COVID-19를 위한 치료제가 없었기 때문이다. 그리고 인류는 본능적으로 기억하고 있었던 것이다. 오랜 시간 속에서 자연이 우리에게 베풀어 온 치유의 힘을.

팬데믹 기간에 특히 주목받았던 메디컬 허브들이 있다. 대표적으로 '올리브' Olive, '플렌타인' Plantain, '에키네시아' Echinacea와 '엘더' Elder 등이다. 올리브의 잎에는 '엘레놀산' Elenolic Acid이라는 강력한 항바이러스

성분이 함유되어 있다. 플렌타인은 기침과 염증을 완화하는 효과로 오래전부터 사용되어 왔다. 천연 항생제로 불리며, 인류의 건강을 지켜온 에키네시아와 엘더 역시 면역력 증진과 감기 예방을 돕는 작용이 있다.

팬데믹이 남긴 질문은 명확하다. "우리는 무엇으로 건강을 지켜야 하는가?" 많은 사람들이 그 해답을 자연에서 찾아가기 시작했다. 그리고 팬데믹 이후, 세계의 제약회사들 역시 이 변화를 감지했다. 오랫동안 합성 의약품 중심으로 발전해 온 현대의학의 패러다임이 바뀌기 시작한 것이다. 천연물 의약품과 메디컬 허브 기반의 '파이토테라피' Phytotherapy가 하나의 거대한 흐름이 되고 있다.

기존의 의약품 개발에는 막대한 시간과 비용이 들지만, 허브 제품은 개발 과정이 훨씬 효율적이다. 이미 수천 년의 임상 데이터를 보유하고 있기 때문이다. 자연의 오랜 지혜를 바탕으로 한 파이토테라피와 녹색의학은 더 이상 보완의학의 분야에 머무는 것이 아니라, 현대의학과 함께 나란히 걷는 동반자로서 그 가치를 입증해 나가고 있다.

남은 자의 숙제

지금 일어나고 있는 이러한 변화는 결코 일시적인 유행이 아니다. '친환경' Eco-Life과 '자연주의' Naturalism에 대한 전 세계적 관심은 의료 및 헬스케어 산업 전반에서 자연과의 공존을 모색하고 있다. 삶의 패러다임 자체가 변화하고 있는 것이다. 팬데믹은 우리에게 분명한 메시지를 던졌고, 나는 이렇게 대답하고 싶다.

"건강은 스스로 지키는 것이며, 자연은 그 해답을 품고 있다. 더 이상 건강을 '치료'의 개념으로만 바라봐서는 안 된다. 건강은 예방에서 시작되며 면역력을 키우고, 자연과 조화를 이루며 살아가는 삶의 방식으로 재해석되어야 한다."

첫 번째 책 「허브의 비밀: 녹색의학 이야기」에서 나는 이렇게 말했다. "인간은 그 지식으로 자연을 지킬 수 없지만, 자연은 그 겸손함으로 인간을 지켜주고 있다".

팬데믹을 겪으며 이 말은 내게 더 깊은 의미로 다가왔다. 우리는 자연의 일부로 자연과 더불어 살아간다. 그동안 무심히 지나쳤던 자연의 지혜에 귀를 기울여보자. 그리고 숲이 주는 초록의 선물을 감사히 받아들여 일상의 삶에서 활용해보자.

아직 끝나지 않은 팬데믹이 남긴 숙제를 해결할 답이 그 안에 있지 않을까?

에필로그

For the Next Gift
다음 선물을 준비하며

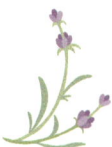

이제 준비한 선물 상자를 닫을 시간이다. 녹색의학을 강의할 때마다 나는 이렇게 말하곤 한다. "푸른 숲속 허브는 유효성분이 가득한 보물 상자이며, 창조주가 우리에게 주신 선물이다." 이번 책을 통해 독자들과 함께 그 상자를 다시 한번 열어 보았다. 그리고 인간의 생명 유지와 대사활동을 가능케하는 최초의 에너지가 식물에서 비롯된 것임을 함께 살펴보았다. 그러나 마음 한구석에는 여전히 아쉬움이 남는다. 아직 다 전하지 못한 이야기 때문일까?

허브와 함께한 시간

오래전 한국에서 처음으로 녹색의학을 소개하던 순간이 떠오른다. "허브는 화장품 원료 아닌가요?", "아로마테라피를 배웠는데, 굳이 또 허브를 공부해야 하나요?", "우리 한의학에서는 허브를 사용하지 않습니다.", "약초는 동양의학에서 다루는 것이지, 현대의학과는 관련 없지 않나요?", "허브가 약용식물이라면 일반인들은 사용할 수 없는 거 아닌가요?"

수많은 질문 속에서 허브를 둘러싼 오해와 편견을 마주했다. 허브는 단순한 '약용식물'이 아니라, 우리 삶의 곁에서 함께 숨쉬어 온 존재다. 사람들이 이 사실을 조금이라도 알게 된다면, 더 건강하고 행복한 삶을 만들어 갈 수 있지 않을까? 우리 곁에서 늘 함께해왔던 자연의 선물, 허브. 그 가치를 함께 나누는 일이 새로운 사명으로 다가왔다.

변함없는 소망

한 교수님의 요청으로 대학생들에게 녹색의학과 허브의 가치를 강의할 기회가 있었다. 그 자리에서 나는 이렇게 이야기했다.

"허브는 단순히 향기 나는 식물이 아닙니다. 식물성 유효성분을 바탕으로 그 유효작용이 검증된 식물입니다. 허브를 일상에서 조금만 활용해도 가족의 건강과 개인의 아름다움을 위한 답을 찾을 수 있습니다. 또한, 반려동물과 농업, 천연화장품, 건강식품과 의약품 산업에서도 여러분의 능력을 다양하게 펼칠 기회가 다가오고 있습니다. 21세기는 녹색식물자원의 시대입니다. 대한민국의 미래를 위해 지금부터 준비해 보시기 바랍니다."

그날 학생들의 반짝이는 눈빛은 오래도록 기억에 남았다. 배우려는 열정과 호기심으로 가득 찬 눈빛이었다. "고국의 젊은이들과 함께 자연이 주는 이 소중한 가치를 나눌 수 있다면 참 좋겠다." 그런 생각이 들었다. '잡초'처럼 살아온 삶이 누군가에게 도움이 되는 '약초'가 될 수 있다면 어떨까? 그들과 함께 나의 경험과 지식을 나눠보는 것도 좋지 않을까? 고국에서 만난 젊은이들의 그 눈빛은 지금도 이 길을 걸어가는 힘이 되고 있다.

오해와 편견을 넘어

한국에서 '허브'Herb에 대한 오해는 아직도 존재한다. 향수와 화장품 산업을 통해 '아로마테라피'가 소개되면서, 허브는 흔히 '향기나는 식물'로만 인식되었기 때문이다. 이러한 고정관념이 아직 남아있지만, 사실 허브는 화장품 원료, 요리와 향신료, 반려동물 제품 그리고 제약 산업과 의학에도 폭넓게 활용되고 있다. 결국 허브는 사용 목적에 따라 그 가치를 다양하게 활용할 수 있는 '유효식물'이다.

한의학에서는 '약초', 현대의학에서는 '생약', 보완의학에서는 '허브'로 불리며 마치 서로 다른 개념처럼 오해되기도 하지만, 사실 허브는 이 모든 분야를 아우르는 공통의 자원이다.

그래서 허브를 공부하는 것은 식물이 지니고 있는 통합의학적 가치를 배우는 것이며, 동시에 눈에 보이지 않는 생명의 언어를 배우는 일과도 같다. 식물은 우리 삶의 근원이자 미래를 여는 열쇠가 될 수 있으며, AI 인공지능이 주도하는 시대에는 보이는 것보다 오히려 보이지 않는 가치가 더 중요할 수도 있으니까.

녹색의학, 사랑을 담은 선물

녹색의학은 자연과 건강을 이어주는 식물의 이야기이며, 지구촌 모든 생명체를 향한 창조주의 사랑이다. 만약 그 사랑을 하나의 색으로 표현한다면, 나는 주저 없이 '녹색' Green 이라 말할 수 있다. 이번 개정판을 통해 열어본 선물 상자 속에는 바로 그 사랑이 담겨 있다. 그리고 '감사', '나눔', '공존' 이 세 가지는 그 사랑을 실천하는 길이 될 것이다.

현대 사회는 '속도'가 곧 '성공'이라 말하지만, 인생에서 빠르게 달려가는 것만이 최선은 아닐 것이다. 속도보다 중요한 것은 방향이기 때문이다. 어디로 달려가야 할지 망설여질 때는 잠깐 걸음을 멈추고 지금 걷고 있는 길을 되돌아보는 것도 좋을 것이다. 자연이 들려주는 지혜에 귀를 기울여 그 길을 찾는데 이 책이 도움이 되면 좋겠다.

이제 잠시, 열었던 선물 상자를 닫는다. 시간이 흘러도 여전히 나누고 싶은 선물이 많은가 보다. 남겨진 아쉬움은 다음 상자에 담아보려 한다. 건강하고 행복한 삶의 해답을 자연에서 찾아가는 여정에서 새롭게 발견하는 보석들이 있다면, 언제든 다시 나누리라 약속하면서.

Epilogue

파이토테라피
The Secret of Herb. II
허브의 비밀 2

개정증보판 1쇄 발행 2025년 5월 25일
개정증보판 2쇄 발행 2025년 6월 5일

지은이　　　아이즌 심 Eisen Shim
펴낸이　　　유선옥
그　림　　　심미영
표지 디자인　김하민
편집 디자인　김하민

펴낸곳　　　㈜한국다이너퓨처
출판등록　　제25100-2020-000062호
주　소　　　서울시 경인로 638 101동 402호
구입문의　　02-3288-0388
홈페이지　　www.라에나무.com

ISBN 979-11-953648-3-1

- 도서 정가는 뒤표지에 표기되어 있습니다.
- 잘못된 책은 구입처에서 교환해 드립니다.

- 라에나무는 ㈜한국다이너퓨처의 출판 브랜드이며 등록상표입니다.